암에게 지지 않는 딱! 3가지 근력운동

GAN NI MAKENAI TATTA3TSU NO KINTORE
by Norihiko Sato Copyright Norihiko Sato 2021
All rights reserved.
Original Japanese edition published by Makino Publishing Co., Ltd., Tokyo.

This Korean language edition is published by arrangement with Boutique-sha,
Inc., Tokyo in care of Tuttle-Mori Agency, Inc., Tokyo through Eric Yang
Agency, Seoul.

이 책의 한국어판 저작권은 EYA(Eric Yang Agency)를 통해 저작권자와 독점 계약한
406출판소에 있습니다. 저작권법에 의해 한국 내에서 보호를 받는 저작물이므로
무단 전재와 무단 복제를 금합니다.

암 전문 외과 의사의 '근거 기반' 제안

암에게 지지 않는 딱! 3가지 근력운동

사토 노리히로 지음 — 이상옥·김성수 옮김

406 출판소

시작하며

이 책은 다음과 같은 분이 꼭 보셨으면 합니다.

- ✅ 암 선고를 받고 아직 마음의 정리가 되지 않은 분
- ✅ 노년에 접어 들어 암에 걸린 사실을 알게 된 분
- ✅ 암 수술을 앞두고 지금부터라도 몸을 위해 뭔가 해야 겠다고 생각하시는 분
- ✅ 이제 막 암 수술을 받은 분
- ✅ 항암제와 방사선 치료의 부작용으로 고생하는 분
- ✅ 수술 및 항암제 치료를 끝내고 퇴원하신 분
- ✅ 치료가 일단락된 후 정기적으로 경과 관찰을 받는 분
- ✅ 암이 재발하여 충격을 받은 분

저는 암을 앓고 있는 모든 환자분에게 이렇게 호소하고 싶습니다.

저는 소화기과 외과의사로서 지금까지 1,000건 이상의 암 수술을 해왔습니다.

또한, 임상의로서뿐만 아니라 연구자로서도 암의 분자생물학 연구를 비롯하여 암이라는 질환에 대해 오랫동안 고민해 왔습니다.

이런 경험을 토대로 저는, 현재 암을 앓고 있는 분은 병기와 관계없이 모두 **'오늘부터 당장 근력운동을 시작하기'**를 권합니다.

암 환자라고 하면 침대에 누워 링거를 맞으며 가만히 있는 모습을 떠올리는 분들이 많을 것입니다. 실제로 암에 걸릴 경우 체력을 아끼기 위해, 혹은 병세가 더 나빠질 것을 우려하여 되도록 조용히 쉬면서 지내는 편이 좋다고 생각하는 분도 많을 것입니다.

하지만 의학 연구가 발달하면서 암 치료에 관한 생각이 변하고 있습니다. 이제는 안정을 취하라고 암 환자에게 권유하지 않습니다. 오히려 **가능한 한 평소처럼 생활하고 운동도 적극적으로 하는 것이 좋다**고 말합니다.

최근 특히 '근력운동'의 중요성이 널리 인정되고 있습니다. 실제 해외에서는 암 환자에게 근력운동을 적극적으로 권유하는 움직임이 커지고 있습니다.

이러한 변화는 암 치료에서 근력운동에 대한 증거(의학적 근거)가 축적되어 왔기 때문에 나타났습니다.

2014년에 미국에서 실시된 연구를 소개합니다.

암 진단을 받은 후 회복한 2,863명의 암 생존자를 대상으로 운동에 대한 대규모 앙케이트 조사를 실시했습니다.

그 결과 **주 1회 이상의 근력운동을 한 암 환자는 근력운동을 하지 않은 암 환자 보다 전체생존기간(overall survival) 이 연장되었습니다.** 암 생존자의 모든 원인에 의한 사망률(all-cause mortality)도 무려 33%나 감소한 사실을 알 수 있었습니다(아래 그림 참조).

즉, 근력운동을 하는 암 환자가 더 오래 살았다는 것입니다.

그 밖에도 일본 내외에서 실시된 많은 연구에 따르면 암 환자가 근력운동을 통해 근육량(골격근량)과 근력을 유지하면 치료 경과가 좋아진다는 사실이 밝혀졌습니다.

주1회 이상의 근력운동으로 암 환자의 사망 위험이 33%나 감소!

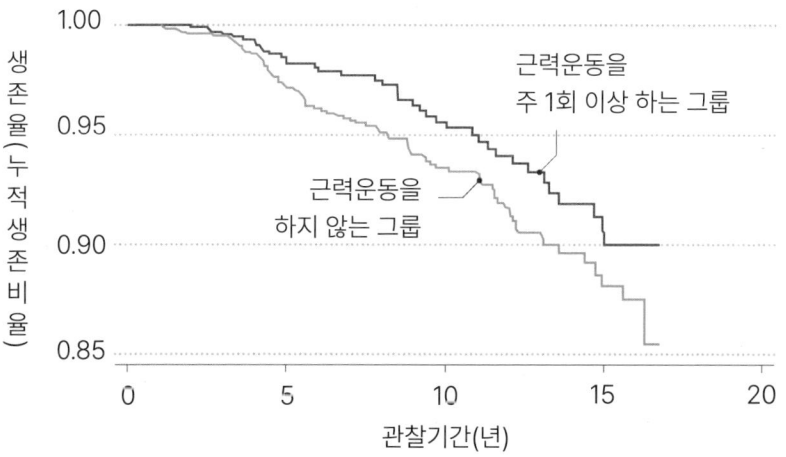

Hardee JP, Porter RR, Sui X, Archer E, Lee IM, Lavie CJ, et al. The effect of resistance exercise on all-cause mortality in cancer survivors.
Mayo Clin Proc 2014,89:1108-1115.

이렇게 많은 증거를 토대로 **저는 모든 암 환자에게 어떤 병기에 있든 상관없이 근력운동을 포함한 운동을 하시라고 권하고 싶습니다.**

근육의 중요성은 저도 진료실에서 매일 실감하고 있습니다.

암 선고를 받은 환자는 내과에서 여러 가지 검사를 받은 후 최종적으로, 외과로 넘어갑니다.

외과에 왔다는 것은 이미 암이라는 사실이 확정된 것입니다. 즉 저는 외과의로서 수술을 판단하고 집도를 맡는 입장에서 여러분을 마주하게 됩니다.

첫 문진에서는 혈액검사나 영상 진단의 데이터에 더해 평소의 식사와 컨디션도 포함하여 문진으로 얻을 수 있는 여러 정보를 통합해서 고려합니다. 여기에 한 가지 더 반드시 체크하는 항목이 있습니다.

그것은 **환자의 근육(근육량 및 근력)**에 관한 정보입니다.

저는 환자가 진료실에 들어올 때부터 환자의 걸음걸이나 체격(근육 상태)을 주시합니다. 그리고 꼭 진찰 중인 환자의 종아리를 촉진해서 종아리에 근육이 있는지를 확인합니다.

- 종아리에 근육이 있는 사람은 수술을 극복하고 암을 회복할 가능성이 높다.

- 종아리에 근육이 많이 빠져 있는 사람은 합병증이 일어날 위험이 높으며 수술이 성공하더라도 재발할 우려가 있다.

종아리 근육은 그 환자가 받게 될 수술이 잘 될지 그 여부를 점칠 수 있는 중요한 포인트가 됩니다.

암에 걸리면 근육량이 현저히 줄어듭니다.

암 환자에게서 흔히 나타나는 '사르코페니아(Sarcopenia, 근감소증)'는 암 치료의 큰 적입니다.

사르코페니아는 근육량, 근력, 신체 기능(보행 속도 등)이 동시에 감소하는 상태인데, **사르코페니아가 있는 암 환자는 생존 기간이 확연히 짧아진다**는 데이터가 있습니다.

또, 암 수술 전에 근육이 감소된 사람은 수술 후 합병증(폐렴, 상처 부위의 감염 등)의 발생률 및 사망률이 높아집니다.

게다가 항암제와 방사선, 그리고 최신 암 치료라 불리는 '면역관문억제제(ICI : Immune Checkpoint Inhibitor)'를 사용한 치료에 있어서도 그 효과가 제대로 발휘되기 위해서는 일정 수준의 근육량이 꼭 필요합니다.

여기서 안타까운 사실을 알려드리겠습니다.

미국과 유럽에서는 근육의 중요성이 널리 알려져 있고, 치료에도 근력운동이 적극적으로 도입되기 시작했습니다. 예를 들어 미국에서는 운동도 약과 함께 환자에게 '처방'되어야 한다는 생각이 정착되고 있습니다.

그러나 '치료적 근거'로서 '암 환자에게 근력운동이 중요하다'는 사실이 아직 일본에서는 잘 알려져 있지 않습니다. '운동 처방'은 고사하고, 근력운동의 중요성조차 거의 알려지지 않은 현실입니다. 실제 암 환자에게 근력운동을 지도하거나 추천하는 의사는 적어도 제가 아는 한에서는 거의 없습니다.

또한, '암에 대한 치료 접근법'으로서 근력운동 등의 운동을 도입하는 병원도 조금씩 늘어나고 있지만, 안타깝게도 아직은 극소수에 불과합니다. 의사에게도 아직 잘 알려지지 않았으니, 환자가 모르는 것은 어쩌면 당연한 일입니다.

저는 단언합니다. 암에 걸렸다고 해서 활동을 피하고 쉬기만 해서는 좋은 점이 하나도 없습니다. **암 환자분들은 지금 당장 근력운동을 해야 합니다.**

근력운동이라고 하면 '엄청나게 힘들고 고된 운동'이라는 이미지를 가지고 계신 분들이 있을 수 있습니다. 하지만 저는 여러분에게 '이를 악물고 무거운 덤벨을 들어 올리세요', '보디빌더 수준의 트레이닝을 하세요'라고 말하려는 것이 아닙니다. 제가 제안하는 것은, 여러분이 지금 충분히 할 수 있으면서 효과가 있는 '딱 3가지의 근력운동'입니다. 이 운동은 쉽게 할 수 있습니다. 일주일에 두 번만 해도 좋습니다.

암으로 인해 미소를 잃게 되는 현실을 매우 잘 압니다. 무엇인가에 적극적으로 애쓸 의욕이 생기지 않는 분들도 계시겠지요. 그렇다고 해서 아무것도 하지 않으면 정신적으로도, 그리고 암 치료에도 좋지 않습니다. 암을 극복하기 위해서는 긍정적으로 자신이 할 수 있는 것을 하나씩 해 나가는 것이 매우 중요합니다.

여러분이 지금 할 수 있는 것 중에서, 근력운동은 자신을 더 좋은 방향으로 이끌어 줄 뿐만 아니라 많은 임상적 근거를 통해 '암에 지지 않는 힘'을 만든다는 것이 입증되었습니다.
지금도 절대 늦지 않았습니다. 오늘부터 바로 시작합시다!

2021년 5월
일본 산업의과대학 암 전문 외과의
사토 노리히로

목 차

시작하며   5

제1장 | 암이 근육을, 그리고 당신을 잡아먹는다

암에 걸리면 근육이 줄어드는 세 가지 원인   18
암에 걸리면 식욕이 사라져서 순식간에 살이 빠진다   21
근육은 암이 진행되고 치료받는 과정에서 더욱 줄어든다   23
암 환자의 큰 적 '사르코페니아'란?   26
사르코페니아는 합병증 발병 위험을 몇 배나 높인다   29
당신의 근육은 괜찮습니까? 사르코페니아 판단법   32

제2장 | 근육을 키우면 암에게 지지 않는다!

암 환자는 조용히 쉬어야 한다는 상식을 뒤엎다!   38
근력운동을 하는 암 환자는 오래 살 수 있다!   40
근력운동이 암 환자에게 주는 4가지 메리트   44
수술 전부터 근력운동을 하는 '사전 재활(prehabilitation)'을 추천   51
근력운동이 항암제의 부작용으로 힘들어하는 사람을 돕는다   55
강한 면역력을 유지하기 위해서 근육은 필요불가결   57

목 차

제3장 | 암에게 지지 않는 근력운동

근력운동의 기본 세트는 '딱 3가지'!	60
암에게 지지 않는 기본 근력운동	64
①팔굽혀펴기	64
②플랭크	66
③스쿼트	68
④의자 스쿼트 (③의 초급 버전)	70
자투리 시간을 활용해서 할 수 있다! '틈틈이' 근력운동 추천	72
자투리 시간을 활용한 '틈틈이' 근력운동	73
①앉아서 허벅지 들기	73
②뒤꿈치 들고 내리기	74
③누워서 다리 들기	76
④누워서 엉덩이 들기	77
암 환자가 근력운동을 할 때 주의해야 할 점	78
스포츠센터에 다니면 더욱 효율적으로 강화할 수 있다	81
암 환자의 근력 향상을 위한 추천 식사법	85
근육 유지를 위해 건강보조제나 프로틴(단백질 보충제)을 활용하자	89

목 차

제4장 | 근력운동으로 죽음의 문턱에서 살아 돌아온 사람들

체험담 1. 췌장암 2기 수술을 겪으면서 사르코페니아가 사라졌습니다! 94
항암제 치료의 부작용 없이 건강하게 생활하고 있습니다.

체험담 2. 대장암 3기라도 근력운동을 시작하면 수술 성공! 99
합병증 없이 6년이 지난 지금도 재발되지 않았습니다.

체험담 3. 기관지암 4기였지만, 수술 후 경과는 양호했습니다. 103
방사선 치료 시 혈압과 혈중산소농도의 수치도 안정적이었습니다!

제5장 | 암과 근력운동, 생활 습관에 관한 Q&A

Q01 일본에서도 수술 전 운동을 적극적으로 도입하는 병원이 늘어나고 있나요? 110

Q02 담당 의사가 운동요법을 잘 모르는 경우라면 어떻게 하면 될까요? 111

Q03 저는 뚱뚱한 편인 데다, 체중이 줄어들지 않았으니 근력운동은 필요 없지 않나요? 112

목 차

Q04 수술 전부터 근력운동을 하는 것은 어떤 경우에 특별히 도움이 될까요? ... 113

Q05 저는 암 선고를 받기 전부터 걷기 운동을 해오고 있었습니다만, 근력운동은 해본 적이 없습니다. 근력운동도 하는 것이 좋을까요? ... 114

Q06 혈압이 높아서 혈압약을 먹고 있습니다. 근력운동을 해도 괜찮을까요? ... 115

Q07 수술 3일 전부터 근력운동을 해도 도움이 될까요? 만약 한다면 어떤 것이 좋을까요? ... 116

Q08 수술 후에는 언제부터 근력운동을 시작하면 좋을까요? ... 117

Q09 근력운동을 해서는 안 되는 암이 있나요? 또, 4기라면 운동을 자제하는 편이 나을까요? ... 118

Q10 코로나19로 인해 수술이 연기되었습니다. 수술을 더 기다려야 한다고 생각하니 불안감이 자꾸 커집니다. 어떻게 지내면 될까요? ... 119

Q11 평소 생활 속에서 암을 예방하기 위해 주의할 점은 어떤 것이 있나요? ... 120

Q12 암을 예방하려면 어떤 식습관을 가져야 할까요? ... 123

Q13 근력운동은 암 이외의 질병을 예방하고 치료 효과를 높이거나, 평소 건강을 유지하는 데도 도움이 되나요? ... 125

끝내며 ... 127

암에게 지지 않는 딱! 3가지 근력운동

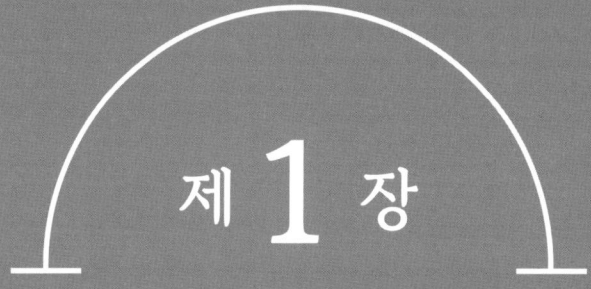

암이 근육을, 그리고 당신을 잡아먹는다

암에 걸리면 근육이 줄어드는 세 가지 원인

TV 등에서 암으로 사망한 연예인의 사진이나 영상이 나오는 경우가 있습니다. 건강하게만 보이던 사람이 볼이 패이고 홀쭉하게 야위어서 많이 변한 외모를 보고 깜짝 놀란 경험이 있는 분들도 많을 것입니다.

'암에 걸리면 살이 많이 빠진다'는 소리를 종종 듣습니다. 암은 환자의 몸에 도대체 어떤 영향을 미치는 것일까요?

암 환자가 살이 빠지는 이유는 지방이 빠지기 때문이기도 하지만, **가장 큰 원인은 '근육량(골격근량)의 감소'** 때문입니다.

암의 종류나 병기, 치료법 등에 따른 차이는 있지만, 많은 암 환자가 근육이 줄어드는 것을 겪게 된다고 합니다. 특히, 65세 이상의 암 환자는 근육량이 현저히 감소하는 경우가 많습니다.

암에 걸리면 왜 근육이 줄어드는 것일까요?
주요 요인은 다음 세 가지입니다.

암에 걸리면 근육이 감소하는 세 가지 요인
① 운동 부족(신체 활동량의 저하)
② 단백질 섭취 부족
③ 암에 수반되는 염증 및 대사의 이상 증세

먼저 ① **운동 부족(신체 활동량 저하)**입니다.

많은 암 환자는 암으로 인한 증상이나 치료 부작용 및 후유증 때문에 이전처럼 몸을 움직이기 어렵습니다. 또, 치료를 위해 입원이 필요한 경우도 있습니다.

입원 중에는 활동 범위가 좁아져 침대 위에 눕는 경우가 많아서 다리가 약해집니다. 실제 입원을 계기로 휠체어 생활을 하게 되거나 누워만 있게 되는 고령의 암 환자도 많이 계십니다.

또, 암이라는 사실을 알게 되면 환자의 생활이나 사회환경은 크게 변합니다. 그중에는 치료를 우선하기 위해 일을 그만두거나 취미로 하던 스포츠나 레저 등을 어쩔 수 없이 포기하는 분들이 계십니다. 게다가 가족이나 주변 사람들이 암 환자의 건강을 생각해서 여러 일들을 대신하면서 많이 돌봐 줍니다. 이것도 암 환자가 몸을 움직이는 기회를 서서히 빼앗기는 하나의 원인이 됩니다.

암 환자의 정신적 문제도 신체 활동량의 저하를 초래합니다.

암 진단을 받으면 평소에는 밝고 활기찼던 사람이 의기소침해지고 우울해지는 경우도 흔합니다.

이런 상태가 되면 사람들은 집을 벗어나려 하지 않고, 불안과 걱정이 만들어내는 심리적 억압은 암과 싸울 힘을 가진 면역력도 떨어뜨립니다. 당연히 몸을 움직일 기회도 크게 줄어들게 됩니다.

이처럼 다양한 요인이 겹치면서 **많은 암 환자가 몸을 움직일 기회와 활동량이 줄어들어 극심한 운동 부족 상태가 되는 것입니다.**

암에 걸리면 식욕이 사라져서
순식간에 살이 빠진다

　식생활과 관련된 부분으로는 ② **단백질 섭취 부족**이나 소화불량 및 흡수장애도 원인으로 꼽습니다. 암 환자는 항암제 치료에 따른 식욕 저하 및 부작용인 구토 증상으로 인해 식사량이 감소하는 경향이 있습니다. 또, 수술(특히 위나 장의 절제술)로 인해 위나 장의 기능이 저하되면서 먹는 양이 갑자기 줄어버립니다.

　근육은 단백질(아미노산)로부터 합성됩니다.

　일반 생활을 하는 사람이 근육을 유지하기 위해서는 적어도 하루에 체중 1kg당 0.8g~1g의 단백질을 섭취해야 합니다. 하지만 암 환자는 이러한 필수 단백질을 충분히 채우지 못하는 경우가 많습니다.

　또, 위나 장, 췌장, 간장 등의 소화기계의 암은 소화불량이나 흡수장애가 동반될 수 있습니다. 따라서 아무리 음식을 먹어도 영양분이 제대로 흡수되지 않을 수 있습니다.

이처럼 다양한 원인으로 인해 **단백질의 섭취량과 흡수량이 낮아지면, 근육이 충분히 만들어지지 않게 되어 근육이 줄어드는 결과를 초래합니다.**

③ **암에 동반되는 염증 및 대사이상도 근육이 감소하는 원인 중 하나입니다.**

염증이란 내적 및 외적 스트레스에 대한 생체방어반응인데, 특히 문제가 되는 것이 만성 염증입니다. 이것은 본래라면 일과성(잠깐 나타났다가 곧 사라지는 성질)이어야 할 염증반응이 장기간 지속되면서 만성화된 상태를 가리킵니다. 만성염증은 협심증이나 심근경색 등의 심혈관질환, 당뇨병, 신장병 등의 생활습관병, 그리고 암의 원인이 될 수 있습니다.

또한, 암이 진행됨에 따라 염증이 악화될 수 있습니다. 몸에 염증이 일어나면 혈액 속에 TNF-α(tumor necrosis factor-α, 종양괴사인자 α)와 같은 '염증성 사이토카인(cytokine)'이라 불리는 염증을 일으키는 물질이 분비되고 증가합니다. 이 염증성 사이토카인의 작용으로 인해 **단백질의 합성이 억제되거나 근육 속의 아미노산 분해가 촉진되기 때문에 결과적으로 근육이 줄어들게 됩니다.**

근육은 암이 진행되고 치료받는 과정에서 더욱 줄어든다

암이 진행되면 근육은 더욱 감소합니다.

0기부터 1기의 조기암(암이 작거나 점막에 국한된 상태)일 때 근육량은 그다지 감소하지 않지만, 3기부터 4기까지 **진행된 암(암이 주변으로 퍼지거나 림프샘 및 장기까지 전이된 상태)일 때는 근육량이 줄어드는 경우가 많습니다.** 암 환자가 급격히 살이 빠지면서 팔다리가 극단적으로 가늘어지거나 얼굴이 변하는 것도 암이 진행된 영향이 크다고 볼 수 있습니다.

식도암 환자 123명을 대상으로 한 연구에 따르면, 병기가 진행된 암 환자일수록 근육량이 감소했다고 보고되었습니다. (24페이지 그림 참조)

실제로 암 환자의 근육은 치료가 시작되면 감소합니다.
그 원인 중 하나가 수술입니다. 특히 위장 등의 소화관 절제 후에는 식사량의 감소와 소화 흡수의 장애로 인해 체중과 근육량이 현저히 감소할 수 있습니다.

■ 암의 병기가 높은 사람일 수록(암의 진행 정도) 근육량이 적어짐

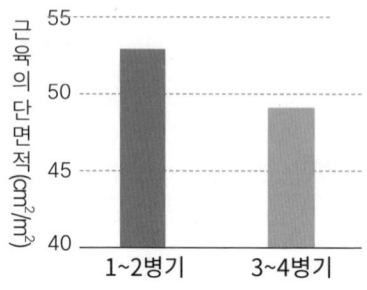

123명의 식도암 환자를 대상으로 한 연구 결과, 암 병기가 높은 환자일수록 근육량이 감소했다.

Reisinger KW, Bosmans JW, Uittenbogaart M, Alsoumali A, Poeze M, Sosef MN, et al. Loss of Skeletal Muscle Mass During Neoadjuvant Chemoradiotherapy Predicts Postoperative Mortality in Esophageal Cancer Surgery. Ann Surg Oncol 2015;22:4445-4452

위암 환자를 대상으로 한 일본 내 연구 결과, 위를 모두 적출하는 수술(위전절제술)을 받은 지 1년 후에는 평균 약 6%의 근육량이 감소했으며, 그 중 약 4분의 1 환자는 근육량이 10% 이상까지 줄어들었다는 보고가 있습니다. 평균 남성의 체격(체중 60kg, 골격근율 35%)으로 생각해 보면, 약 20kg의 근육 중 10%는 약 2kg에 해당합니다. 즉, 위를 절제하면 2kg의 근육이 사라진다는 것입니다.

또, 항암제의 영향도 많이 받습니다. 사용하는 약의 종류나 양에 따라서 다르지만, 항암제의 부작용으로 인해 식욕부진이나 구토 증상이 나타날 수 있습니다. 그래서 식사를 하지 못하게 되고 단백질이 부족해지면서 항암제 치료 중에 근육량이 감소하는 환자가 매우 많아지는 것입니다.

실제로 전이가 확인된 대장암 환자 67명을 대상으로 한 연구에서는 3개월 간의 항암제 치료 중 근육량(영상 검사에서 조사한 면적)의 변화를 조사했더니 평균 약 6% 감소했다는 보고도 있습니다.

이와 같이 암 환자의 근육량 감소는 병과 치료 양상 모두와 밀접하게 관련되어 있습니다.

근육량이 감소하면 생존율이 내려갑니다. 이것도 많은 데이터로 입증되었습니다. 과격한 표현이지만, **근육량이 감소하는 암 환자는 빨리 죽는다**고 할 수 있습니다.

암 환자의 큰 적 '사르코페니아'란?

근육은 나이가 들면서 자연스럽게 조금씩 감소합니다.
약 4,000명의 일본인을 대상으로 한 연구에 따르면, 80대가 되면 하지 근육량이 20대에 비해 약 30% 적어진다고 합니다. 나이가 들고 쇠약해지면서 운동 부족이나 영양장애 등의 요인이 더해지면 근육량은 더욱 빨리 그리고 더욱 많이 감소합니다.

그 결과, '**사르코페니아(sarcopenia)**'라는 근육이 빠지는 상태가 되는 것입니다. 이 증상은 그리스어로 근육을 나타내는 'sarx(sarco: 사르코)'와 상실을 나타내는 'penia'를 합성한 단어입니다.

사르코페니아는 팔다리를 가늘어지는 등 근육량이 감소하는 것 외에도 악력이나 몸통 주변의 근육을 비롯한 전신의 근력 저하가 일어나는 것을 말합니다. 또는 걷는 속도가 느려지거나 이동 시 지팡이나 난간을 잡아야 하는 등, 신체 기능이 저하되는 것도 사르코페니아가 의심되는 신호라고 할 수 있습니다.

예전에는 사르코페니아는 노화현상 중 일부라고 여겨졌습니다. 건강한 사람이라도 60~70세 중 5~13%가, 80세 이상에서는 11~50%가 사르코페니아가 일어난다고 합니다.

심각한 장기 부전이나 염증성 질환과 같은 질병으로 인해 발생하는 사르코페니아도 있습니다. 그중에서도 특히 암에 걸려서 사르코페니아에 빠지는 경우가 많은 것으로 알려져 있습니다. 게다가 **암이 진행될수록 사르코페니아가 더 많이 나타나는 경향이 있습니다.** 어느 연구에 따르면 수술 후 재발한 췌장암 환자 중 무려 90% 가까이 사르코페니아를 진단받은 환자가 있다는 보고도 있습니다.

문제는, 사르코페니아가 발생하면 암 치료가 잘되지 않을 확률이 높아진다는 것입니다.

많은 연구에서 **사르코페니아 상태인 암 환자는 표준치료(수술, 항암제, 방사선 등)를 받더라도 좋은 결과를 얻기 어렵다**는 사실이 알려졌습니다.

지금까지 폐, 유방, 두경부, 식도, 위, 췌장, 간장, 대장, 난소, 요로상피, 악성림프종 등, 거의 모든 암 환자를 대상으로 한 연구에서 사르코페니아가 있으면 생존율이 감소하는 것으로 보고되었습니다.

이처럼 사르코페니아는 암 환자의 큰 적이라 할 수 있습니다.

사르코페니아는 합병증 발병 위험을
몇 배나 높인다

사르코페니아는 구체적으로 암 치료에 어떤 악영향을 줄까요?

먼저, 수술에 미치는 영향입니다.

사르코페니아가 되거나 근육량이 줄어든 암 환자가 수술을 받으면 수술 후 합병증이 몇 배나 증가했다는 보고가 있습니다. 위 절제술을 받은 65세 이상의 위암 환자 99명이 참가한 일본의 한 연구에서는, 전체 중 21명이 사르코페니아인 것으로 밝혀졌습니다. 그 21명 중 28.6%의 환자에게는 치료가 필요한 중증 수술 합병증이 나타났습니다.

한편, 사르코페니아가 되지 않은 환자의 수술 합병증 발생률은 9.0%였습니다. 이 말은 즉, 사르코페니아에 해당하는 환자가 약 3배나 더 많은 발병률을 보인 것입니다.

사르코페니아에 걸린 사람은 수술 후 생존율이 낮아진다고 판명된 연구도 있습니다. 대장암 수술의 사례도 소개하겠습니다.

대장암 수술을 받은 310명의 수술 후 30일 이내(혹은 입원 중)의 사망률을 분석한 결과, 수술 전에 사르코페니아가 아닌 환자 그룹은 0.7%였습니다. 한편, 수술 전부터 사르코페니아로 진단 된 환자 그룹의 사망률은 8.8%로써, 무려 12배 이상이나 증가했습니다. 이와 같이 수술 전후로 사르코페니아가 발병하면 분명하게 예후(질병의 경과)가 나빠질 수 있다는 사실이 확인되었습니다.

이러한 데이터가 쌓이면서 **수술 전부터 근력운동을 비롯한 각종 운동을 꾸준히 하여 사르코페니아가 되지 않도록 노력하는 것이 생존율을 높이는 데 도움이 된다는 인식이 생겼습니다.**

항암제 치료와 사르코페니아의 관계에 대해서도 알아봅시다.

카페시타빈이라는 항암제로 치료를 받은 유방암 환자 55명을 대상으로 한 연구가 있습니다. 이 연구에 따르면 치료 시작 시점에 사르코페니아가 없었던 환자 그룹에서는 수족 증후군(항암제의 부작용으로 손발에 마비 등의 이상 증상이 나타나는 병증)이나 설사, 구내염, 구토 등의 부작용이 나타난 사람은 20%에 불과했습니다.

한편, 사르코페니아가 발병된 환자 그룹에서는 전체의 50%가 부작용이 나타났습니다. 게다가 암이 악화되기까지의 기간은 사르코페니아가 아닌 그룹이 평균 173일인데 반해 사르코페니아 그룹은 평균 101일로 더 짧았습니다.

이와 같이 사르코페니아가 있으면 항암제로 인한 부작용으로 고생할 빈도가 높아지기 때문에 치료를 계속할 수 없거나 치료 효과가 낮아질 위험이 커집니다. **항암제 치료에서도 사르코페니아는 예후를 나쁘게 하는 가장 큰 요인이라고 할 수 있습니다.**

당신의 근육은 괜찮습니까?
사르코페니아 판단법

이제 자신이 사르코페니아가 아닌지 확인해 볼까요?

사르코페니아는 'AWGS(Asian Working Group for Sarcopenia)'라고 하는 아시아인 전용 사르코페니아 평가 기준에 따라 진단됩니다.

사르코페니아 판단 기준

① 근력 = 악력으로 진단
  악력이 남성은 28kg 미만, 여성은 18kg 미만 ▶ 근력 저하로 판단
② 신체 기능 = 걷는 속도 혹은 의자에서 일어나는 속도로 평가
  • 걷는 속도 평가: 6분 보행 테스트
    (6분 동안 어느 정도의 거리를 걸을 수 있는가?)
    초속 1m 미만(6분 동안 보행 거리가 360m 미만)
    ▶ 신체기능 저하로 판단
  • 의자에서 일어난 속도 평가: 의자에서 5회 일어나기 테스트
    의자에 앉은 상태에서 일어나는 동작을 5회 반복한다
    ▶ 총 12초 이상 걸린 경우 신체기능 저하로 판단

①과 ②중 하나라도 기준에 미치지 못하면 사르코페니아가 의심됩니다.

사르코페니아(근육감소증)의 진단 기준

① **근력=악력으로 평가**

남성은 28kg 미만, 여성은 18kg 미만 ⟹ 근력 저하로 판단

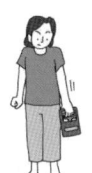

② **신체기능= 걷는 속도 또는 의자에서 일어나는 속도로 평가**

● 의자에서 일어서는 속도

의자에서 일어서기 5회 테스트
의자에 앉은 상태에서
일어나는 동작을 5회 반복한다

12초 이상 걸린 경우
↓
신체기능
저하로 판단

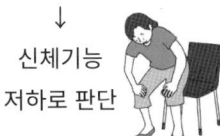

● 걷는 속도

6분 보행 테스트
6분 동안 걸을 수 있는 거리를
측정한다

초속 1미터 미만
(6분 간의 보행 거리가 360m 미만)
↓
신체기능
저하로 판단

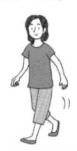

①과 ②중 하나라도 저하되어 있다면 사르코페니아가 의심된다

사르코페니아 셀프 테스트 <손가락 고리 테스트>

양손의 엄지와 검지로 고리를 만들어 자주 쓰는 쪽의 다리가 아닌 쪽 종아리의 가장 두꺼운 부분을 손가락으로 감싼다

ⓐ 종아리가 두꺼워서 감싸지지 않는다

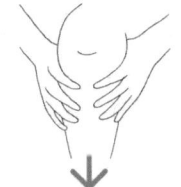

↓

사르코페니아일 가능성이 작다

ⓑ 빈틈없이 감싸진다

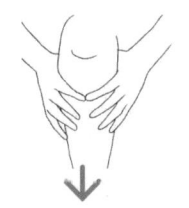

↓

ⓐ에 비해 사르코페니아일 가능성이 2.4배 높다

ⓒ 손가락 사이에 틈이 많이 생긴다

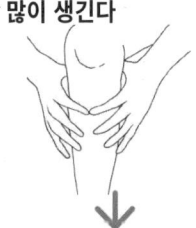

↓

ⓐ에 비해 사르코페니아일 가능성이 6.6배 높다

제1장 | 암이 근육을, 그리고 당신을 잡아먹는다　33

사르코페니아가 의심된다면 근육량을 측정해야 할 차례입니다 다만, 체성분분석기에 올라가거나 의료기관으로 가지 않으면 어려운 일입니다. 그래서, 스스로 판단할 때 기준으로 삼을 수 있는 <손가락 고리 테스트>를 소개합니다.

이 테스트는 양손 엄지와 검지로 고리를 만들어서 자주 쓰는 쪽의 다리가 아닌 쪽 종아리의 가장 두꺼운 부분을 감쌉니다(앞 페이지 참조).

<손가락 고리 테스트>의 판단 기준
  A 종아리가 너무 두꺼워서 감쌀 수 없다
    ▶ 사르코페니아일 가능성이 작다
  B 손가락 고리에 딱 맞는다
    ▶ A에 비해 사르코페니아일 가능성이 2.4배 높다
  C 손가락 고리에 틈이 생겼다
    ▶ A에 비해 사르코페니아일 가능성이 6.6배 높다

그 밖에 사르코페니아가 의심되는 일상 행동 중의 기준을 알아보겠습니다.

사르코페니아가 의심되는 일상생활 속의 신호
- 페트병 뚜껑을 따기 힘들다
- 한 발로 서서 양말을 신을 수 없다
- 계단을 10개 이상 올라가는 것이 너무 힘들다
- 무거운 물건을 들 수가 없다
- 자전거로 비탈길을 올라갈 수 없다
- 파란 불일 때 횡단보도를 한 번에 건널 수 없다

사르코페니아일 가능성이 높은 분은 오늘부터 당장 근력운동을 시작하십시오.

수술 전이라면, 빨리 시작할수록 수술을 위한 몸의 상태를 만들 수 있습니다. 항암제 치료와 방사선 치료도 마찬가지입니다. 자신이 아직 사르코페니아가 아닌 경우라도 현재 운동 습관이 없는 분이라면 이 계기로 근력운동을 시작 하시길 바랍니다.

사르코페니아인 분도 사르코페니아가 아직 나타나지 않은 분도 제대로 근력운동을 하는 것이 암 치료의 성공과 장수로 이어집니다.

다음 장에서는 근육이 암을 이길 수 있다는 그 다양한 증거에 대해 설명하겠습니다.

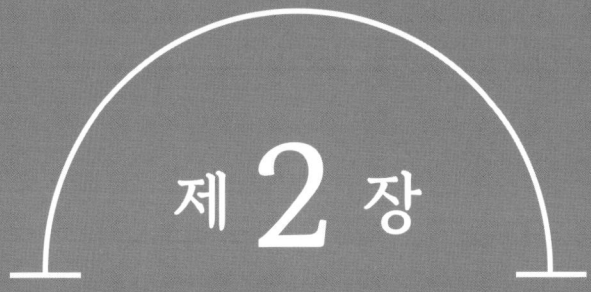

근육을 키우면
암에게 지지 않는다!

암 환자는 조용히 쉬어야 한다는 상식을 뒤엎다!

암 선고를 받으면 회사를 휴직하거나, 일부는 회사를 그만두고 치료에 전념하는 사람도 있습니다. 또, 충격으로 인해 집에만 틀어박혀 지내는 분도 많은 것 같습니다.

그 마음은 충분히 이해할 수 있습니다.
하지만 앞 장을 읽으셨다면 아시겠지만, 이런 일은 암 치료를 이어가는 데 있어 추천할 만한 행동이 아닙니다.

오히려 **암이라도 평소처럼 일이나 생활을 계속하고, 현재의 몸 상태에 무리가 가지 않는 범위 내에서 적극적으로 행동하고 살아가는 것이 좋습니다.** 특히 저는, 암 환자분께서 '근력운동'을 비롯한 운동을 꼭 지속해 주셨으면 합니다.

그래서 이 장에서는 근육이 암 환자의 든든한 지원군이 된다는 증거(과학적 근거)를 다수 소개하겠습니다.

'암 환자는 가만히 쉬지만 말고, 운동하는 것이 좋다'는 생각은 언제부터 시작되었을까요?

제가 레지던트로 일하기 시작한 1996년경에는 '암 환자에게 운동을 권유한다'는 사고방식이 전혀 없었습니다.

암 치료에서 운동이 차지하는 위치가 크게 바뀌기 시작한 것은 2012년부터입니다. 이해 미국 암 협회(American Cancer Society)가 '암 생존자를 위한 영양 및 운동 가이드라인' (제4판)을 공표했습니다. 이는 협회가 전문위원회를 조직하여, 암 환자의 식사와 운동에 관한 최신 연구를 조사하고 정리한 것입니다.

그중에서 암 환자에게 권장할 수 있는 항목으로 '운동'이 거론되었으며, 두 가지 운동의 지침이 제안되었습니다.

암 환자를 위한 두 가지 운동 지침
① 주 150분 이상 운동하는 것을 목표로 한다
② 주 2회 이상 근력운동을 운동에 포함한다

이와 같은 내용이 암 생존자를 위한 가이드라인에 게재되어 있습니다. 가이드라인으로 공표된 후로 암 치료에 있어 운동의 역할이 미국 내에서 더욱 널리 알려지게 되었습니다.

실제로 치료의 일환으로써 운동을 권장하게 되는 경우도 점차 많아진 것으로 추정됩니다. 물론 이러한 지침이 나오게 된 배경에는 그 이전부터 축적된 연구가 있음은 분명한 일입니다.

근력운동을 하는 암 환자는 오래 살 수 있다!

'시작하며' 장에서 주 1회 이상 근력운동을 하는 암 환자는 그렇지 않은 암 환자보다 사망 위험이 33% 감소하였다는 미국의 연구 결과를 소개했습니다.

그 밖에도 운동이 암에 주는 좋은 영향에 대해 많은 데이터가 보고되었습니다. 2006년에 발표된 573명의 대장암 여성 환자를 대상으로 한 역학연구(지역사회와 특정 인구 집단을 대상으로 하여, 건강에 관한 사건의 빈도와 분포를 조사하는 의학 연구)를 소개하겠습니다.

운동량이 많은 대장암 환자의 생존율이 50% 개선되었다!

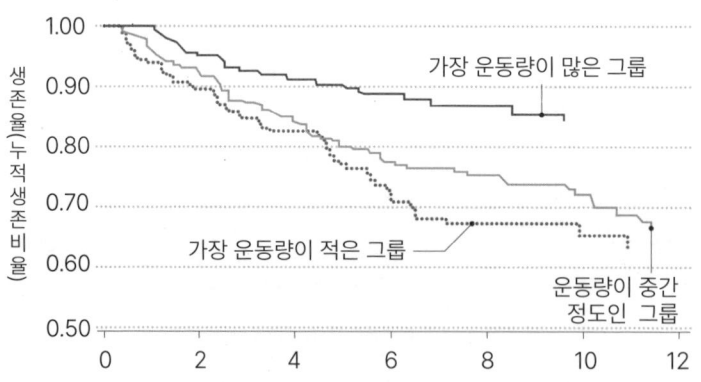

Meyerhardt JA, Giovannucci EL, Holmes MD, Chan AT, Chan JA, Colditz GA, et al. Physical activity and survival after colorectal cancer diagnosis. J Clin Oncol 2006,24:3527-3534.

대장암 진단 후 운동량과 전체 생존율의 관계를 조사한 결과, 암 진단 후에 활발하게 운동한 그룹은 암의 재발이 감소하는 것으로 나타났습니다. 게다가 **대장암으로 인한 사망률 및 전체 생존율은 운동량이 가장 적은 그룹에 비해 약 50% 정도 개선되었다**는 사실이 밝혀졌습니다.

위 그림을 보면 알 수 있듯이 뚜렷한 차이가 나타나고 있습니다.

- 가장 운동량이 많은 그룹(주 18 METs/h 이상) ▶ 생존 기간이 가장 길다
- 운동량이 중간 정도의 그룹(주 3~18 METs/h) ▶ 다음으로 생존 기간이 길다
- 가장 운동량이 적은 그룹(주 3 METs/h 이하) ▶ 생존 기간이 가장 짧다

'METs'란 가만히 앉아 있는 것을 '1'로 했을 때 어떤 운동에 몇 배의 에너지가 필요한지를 나타내는 운동 강도 지표입니다. 예를 들어, 걷기는 3 METs입니다.

암 진단 후 운동 실시 여부에 따라 생존율에는 이러한 차이가 발생합니다.

또, 대장암 이외에도 전립선암이나 난소암 등과 같은 암도 진단 후 활발한 운동(혹은 신체 활동)이 예후(질병의 경과)를 개선시킨다고 합니다.

근력운동은 암 환자의 생존율을 올리는 데 공헌할 뿐만 아니라 암을 예방하는 데도 도움이 됩니다.

2019년 미국에서 발표된 '식이와 건강 조사(The NIH-AARP Diet and Health Study)'에 등록된 21만 5천 명 이상을 대상으로 한 근력운동과 관련된 매우 흥미로운 연구가 있습니다. 설문 조사에서는 근력운동 등의 운동 습관을 조사하고, 이후 최장 10년에 걸쳐 추적하여 10가지 암의 발생률 간의 관계를 조사했습니다.

그 결과, **덤벨이나 바벨, 혹은 기구를 이용한 근력운동을 한 사람은 근력운동을 하지 않은 사람에 비해 대장암 발병 위험이 약 25% 정도 낮았습니다.**

대장암 외의 다른 암도 예방하는 것이 확인된 연구도 있습니다.
2016년 운동과 각종 암과의 관계를 조사한 최대 규모의 연구가 미국에서 가장 권위 있는 의학잡지 『JAMA(The Journal of the American Medical Association)』에 실렸습니다.

이 연구에서는 미국과 유럽의 남녀 144만 명(19~98세)을 대상으로, 운동(걷기, 달리기 등)에 쓰는 시간과 26가지 암의 발병률 관계에 대해 조사했습니다.

그 결과, **가장 활발하게 운동한 사람은 거의 운동을 하지 않은 사람에 비해 암 전체의 발생 위험이 7% 낮았다고 합니다.** 26가지 암 중에서 식도암 42%, 간암 27%, 폐암 26%, 자궁체부암 21% 등, 13가지의 암에서 발병률 감소가 확인되었습니다.

근력운동이 암 환자에게 주는 4가지 메리트

왜 근력운동과 유산소 운동을 하는 암 환자는 사망 위험이 낮아지고 오래 살 수 있을까요? 근력운동과 유산소 운동이 암 예방에도 도움이 되는 이유는 무엇일까요?

그 이유는 아직 완전히 밝혀지지 않았습니다. 다만 현시점에서는 추론적으로 다음의 네 가지를 생각할 수 있습니다.

근력운동이 암 환자에게 주는 네 가지 장점
① 암 발병 원인 중 하나인 만성 염증을 억제한다
② 면역 세포가 활성화되어 암의 치료가 수월해진다
③ 근육에서 분비되는 물질이 암을 억제한다
④ 암을 유발하는 혈당 상승을 억제하는 데 도움이 된다

① 암 발병 원인 중 하나인 만성 염증을 억제한다

염증과 암 사이에는 밀접한 관계가 있다고 알려져 있습니다.

예를 들어, 몸의 어딘 가에 상처가 났을 때 발생하는 것이 급성 염증입니다. 발열, 발적, 통증, 부종과 같은 염증으로 인한 생체방어반응이 일어나서 그 경과를 거치면서 상처가 회복해 갑니다.

한편, 만성 염증은 전신이나 특정 장기에서 은근하게 나타나는 낮은 강도의 염증이 오랫동안 지속되는 증상입니다. 이 만성 염증이 암을 일으키는 원인 중 하나가 되어, 암으로 이어질 수 있습니다.

근력운동 등의 운동에는 신체 대부분의 장기와 조직의 염증을 억제하는 효과가 확인되었습니다. 즉, **근력운동을 하여 만성 염증이 억제되면 암을 예방할 수 있다**는 뜻입니다.

최근에는 염증의 정도가 암 환자의 생존 기간을 예측하는 기준이 되는 것이 밝혀졌습니다. 일반적으로 염증 반응이 강하게 나타나는 암 환자의 생존 기간은 짧고, 염증 반응이 약한(또는 없는) 환자의 생존 기간이 길다고 알려졌습니다.

② 면역 세포가 활성화되어 암의 치료가 수월해진다

우리 몸에는 체내에서 발생한 암세포를 공격하여 제거하는 '면역 기능'이 있습니다. 그렇기 때문에 면역력이 활성화되어 있는 환자는 암이 잘 낫는 것으로 알려져 있습니다. 즉, 최전선에서 암과 싸우는 면역세포의 수가 많으면 많을수록 치료 경과가 좋습니다.

근력운동을 하면 그 직후부터 혈액 속에 면역 세포가 늘어나는 것이 확인되었습니다. 그중에서도 림프구의 한 종류인 'NK세포(Natural Killer cell, 자연살해세포)'는 운동에 가장 잘 반응하고, 증가합니다.

NK세포는 혈액을 타고 전신을 순찰하며 가장 먼저 암을 찾아내어 공격하는 역할을 담당합니다. 그리고 **운동으로 인해 혈액 속에 늘어난 NK세포는 종양에 모여들어 암세포를 일제히 공격합니다.**

또한, 종양 내에 NK세포가 많이 모여 있는 환자는 생존 기간이 길어졌다는 연구 결과도 보고된 바 있습니다.

근육에서 분비되는 주요 항암 물질

아이리신	강력한 항암 작용이 있으며, 유방암, 폐암, 전립선암, 췌장암 등의 증식을 억제하는 대표적 항암 물질
스파크 (SPARC)	대장암에 대한 항암 작용이 있으며, 혈중 스파크 농도가 낮은 환자는 사망 위험이 높은 것으로 밝혀졌다.
인터루킨6 (IL-6)	암의 면역감시 기능으로 중요한 역할을 하는 NK세포를 활성화하여 암에 대한 공격을 강화한다

③ 근육에서 방출되는 물질이 암을 억제한다

근력운동 등의 운동을 하면 근육에서 다양한 생리활성 물질(생체의 조절 기능에 대해 작용하는 물질)이 혈중에 분비됩니다. 이 물질을 '마이오카인(myokine)'이라 부릅니다.

마이오카인에는 당뇨병이나 비만 등의 생활습관병을 예방하고 개선하는 효과가 있다고 알려져 있습니다.

그리고 최근 일부 마이오카인에 직접적인 항암 작용이나 암에 대한 면역 세포의 공격력을 높이는 작용이 있다는 사실이 보고되어 **'천연 항암제'**로 더욱 주목받고 있습니다.

주요 마이오카인은 다음의 세 가지입니다.

[아이리신]
운동을 하면 분비되는 대표적인 물질로서 주목받고 있습니다. 강력한 항암 작용을 하여 유방암이나 폐암 전립선암, 췌장암 등의 증식을 억제한다는 보고도 있습니다.

[스파크(SPARC)]
근육이 수축하면서 분비되는 마이오카인입니다. 암세포의 아포토시스(세포자살)를 촉진하고 대장암에 항암 작용이 있는 것으로 알려져 있습니다. 또한 혈중 스파크 농도가 낮은 환자는 사망 위험이 높아진다는 보고도 있습니다.

[인터루킨6 (IL-6)]
운동을 하면 분비되는 이 마이오카인은 암의 면역감시 기능에 중요한 역할을 하는 NK세포를 활성화하여 암세포에 대한 공격을 강화하는 것으로 알려져 있습니다.

■ 수술 전 혈당치가 높은 대장암환자는 수술 후 생존율이 낮다

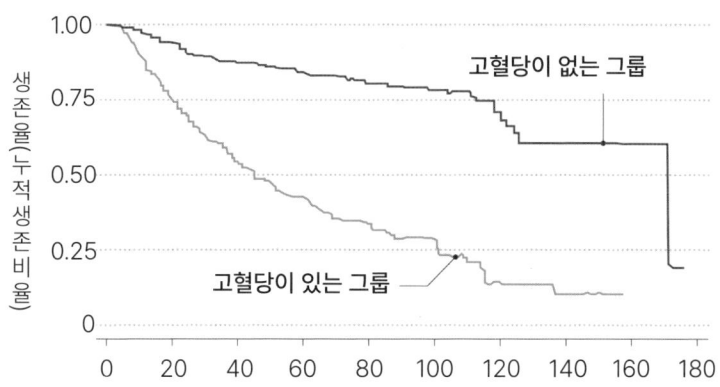

Peng F, Hu D, Lin X, Chen G, Liang B, Zhang H, et al. Preoperative metabolic syndrome and prognosis after radical resection for colorectal cancer: The Fujian prospective investigation of cancer (FIESTA) study. Int J Cancer 2016,139:2705-2713.

④ 암을 유발하는 고혈당을 억제하는 데 도움이 된다

2013년 일본 당뇨병학회와 일본 암학회가 공동으로 발표한 보고서에 따르면, 일본인 약 34만 명(남성 약 16만 명, 여성 약 18만 명)을 10여 년간에 걸쳐 추적 조사한 결과, **당뇨병을 앓고 있는 사람은 그렇지 않은 사람에 비해 암 발생률이 1.2배 높은 것으로 나타났습니다.**

암의 종류별로는, 당뇨병이 있으면 결장암(대장암의 일종)은 1.4배, 췌장암은 1.85배, 간암은 1.97배 더 잘 걸리게 됩니다.

암 발병과 진행의 유력한 요인 중 하나로 '혈당치가 높은 상태'를 꼽을 수 있습니다.

체내의 혈당이 높아지면 혈당을 내리기 위해 췌장으로부터 인슐린이라는 호르몬이 분비됩니다. 이 인슐린의 분비량이 많아질수록 암이 진행되기 쉬워집니다. 그 결과 혈당치가 높은 암 환자는 생존 기간이 짧아집니다(49페이지 그림 참조).

근력운동 등의 운동을 하면 인슐린의 저항성(인슐린의 생리적 효과가 감소하는 것)이 개선되고, 혈당치가 내려갑니다. 즉, **혈당치를 조절하여 당뇨병을 예방하고 개선하는 것은 암의 예방과 연결됩니다.**

수술 전부터 근력운동을 하는
'사전 재활(prehabilitation)'을 추천

근력운동을 비롯한 운동의 중요성은 일본에서도 점차 인식되고 있습니다. 수술과 관련하여 최근 권장되기 시작한 것 중 하나가 **'조기이상(早期離床. 한시라도 빨리 병상에서 벗어나기)' 프로그램**입니다.

얼마 전까지만 해도, 암 수술 후에는 신중하게 안정을 취하는 것이 권장되었습니다. 여러분이 생각하는 '암으로 입원하는 것'은 아직 이런 이미지로 강하게 남아있을지도 모릅니다. 그러나 최근 수술 후에는 가능한 한 빨리 침대에서 일어나서, 서고 앉고 몸을 움직이는 훈련(재활 치료)을 하는 것이 권장되고 있습니다.

이것이 **'조기이상(早期離床)'**, 또는 전문 용어로 'ERAS(enhanced recovery after surgery, 수술 후 회복 향상 프로그램)'으로 불리며, 현재 많은 외과 병동에서 실시하고 있습니다. **'조기이상 프로그램'**을 하면 기능 회복을 앞당기고 합병증을 줄여 조기 퇴원이나 사회 복귀를 촉진하게 됩니다.

그러나 '조기이상 프로그램'만으로는 충분하지 않은 경우도 다수 존재합니다.

큰 수술일수록 환자의 몸에는 큰 손상이 남습니다. 큰 수술의 경우, 수술 후 6개월이 지난 시점에서도 신체 기능이나 근육량, 근력은 40~50% 저하된 상태라고 합니다.

이 때문에 수술 후 재활 치료로는 기능 회복이 충분하지 않아 합병증이 발생하는 사례도 있습니다. 실제 대장암 수술을 받은 환자 중에서 수술 전에 체력이 약했던 사람은 수술 후 재활 치료를 받았음에도 불구하고 40% 이상이 합병증이 일어났다는 데이터도 보고된 바 있습니다.

그래서 요즘은 수술의 합병증을 줄이기 위해 수술 전부터 하는 재활이 중요하게 여겨지고 있습니다. 미국 및 유럽에서는 수술 전부터 운동이나 식사를 종합적으로 지원하는 재활 프로그램이 의료 현장에 도입되고 있습니다. 이 재활은 접두사인 'pre'를 붙여 **'Prehabilitation(사전재활)'**로 불립니다. 원래 정형외과 영역에서 시도된 것이지만, 최근에는 암 수술에도 적용되는 경우가 증가하고 있습니다.

실제로 수술 전부터 근력운동 등을 하는 사전재활을 실천하면 다음 세 가지 효과를 기대할 수 있습니다.

사전재활에서 얻을 수 있는 세 가지 효과
① 신체기능 강화(사르코페니아 개선)
② 합병증 위험 감소
③ 생존율 향상

① 신체기능 강화(사르코페니아 개선)
　수술은 몸에 커다란 손상을 남깁니다. 수술 후에 재활하는 것만으로는 부족할 수 있습니다. 더구나 그 환자가 이미 사르코페니아 상태라면 수술로 인한 손상은 더욱 커집니다. (26페이지 참조).

　따라서 미리 근력운동이나 유산소 운동을 하고 식이 요법을 병행하는 사전재활을 하면 신체기능이 향상되어 수술 후 회복도 빨라집니다.

② 합병증 위험 감소
　수술 전부터 근육을 강화하면 수술 후 합병증 위험을 줄일 수 있습니다.

　복부 수술을 받은 435명을 대상으로 한 9건의 연구에서 근력운동이나 유산소운동 등을 실시하면 수술 후 합병증이 약 40%

감소하는 것으로 나타났습니다. 그중에서도 특히 폐렴 등의 호흡기 관련 합병증은 70% 이상 감소한다는 보고가 있습니다. 수술 후 합병증이 줄어들면 회복이 빨라지기 때문에 입원 기간이 짧아지는 이점도 있습니다.

③ 생존율 향상

암 수술을 받기 전 근력운동 등의 운동을 한 그룹이 생존 기간이 더 길다는 연구 결과가 발표되었습니다.

수술 전에 근육을 키우는 것은 수술 후 합병증을 예방하고 회복을 촉진할 뿐만 아니라 장기적으로 암의 예후를 개선하는 가능성도 있습니다.

암 치료 방법에는 주로 '수술', '항암제 치료', '방사선 치료', 세 가지 표준 치료가 있습니다. 암 종류에 따라 다르지만, 수술만으로 끝나는 경우도 있고, '수술+항암제 치료'와 같이, 몇 가지를 조합해서 치료하는 경우도 있습니다.

근력운동은 어떤 치료법에서도 효과적입니다. 암 선고로 인해 충격을 받겠지만, 수술이나 치료가 결정되었다면 되도록 빨리 마음을 가다듬고 즉시 몸을 움직이기 시작하여야 합니다.

근력운동이 항암제의 부작용으로 힘들어하는 사람을 돕는다

항암제 치료에도 근력운동은 긍정적인 영향을 줍니다.

항암제 치료를 시작하면 구역질이나 구토, 전신 통증, 식욕부진, 변비, 부종과 같은 다양한 부작용이 일어나기 쉽습니다. 부작용이 심해서 체력이 저하가 심해지면 치료를 중지해야 하는 경우도 있습니다.

이러한 상황을 피하는데도 근력운동이 효과적입니다.
항암화학요법을 받는 과정에서 근력운동을 하여 얻을 수 있는 효과 중, 주목하고 싶은 것은 **'항암제 부작용의 완화'**입니다.

항암제 치료에서 '치료 약의 효과 여부'가 매우 중요한 것은 두말할 나위도 없지만, 동시에 **'어떻게 좋은 컨디션으로 치료를 이어 나갈 수 있느냐'**가 중요합니다. 아무리 효과가 좋은 항암제라도 심한 부작용으로 인해 견디기 힘들어 치료를 중단해야 하는 상황이 되어 버리면 그 약은 아무 소용이 없게 되겠지요.

항암제 치료를 받고 있는 유방암 환자 230명을 대상으로 전문가의 지도 아래 중등도 이상의 운동(근력운동과 유산소운동을 조합한 운동)을 실시하여 비교한 연구가 있습니다.

그 결과, 고강도 운동을 한 그룹은 일반 치료를 받은 그룹에 비해 메스꺼움이나 구토, 통증 및 피로감과 같은 부작용이 적었으며, 항암제의 양을 줄일 필요가 거의 없었다는 사실이 밝혀졌습니다.

이와 같이 **근력운동을 비롯한 운동을 통해 암에 동반되는 증상이나 치료 부작용이 개선되면 QOL(Quality of Life = 생활의 질)이 높아질 수 있습니다.**

항암제 치료를 받으면서 부작용으로 고민하고 계시는 분은 오늘부터 근력운동을 반드시 하시기를 바랍니다.

강한 면역력을 유지하기 위해서
근육은 필요불가결

만성 감염증이나 진행성 암은 면역기능이 약해질 수 있습니다. 그 이유는 면역기능에서 중요한 역할을 하는 림프구인 T세포가 소모되어 고갈되기 때문이라 할 수 있습니다.

체중이 줄거나 근육량이 감소하면 이 T세포의 고갈이 빨라져 면역기능의 약화가 가속됩니다.

바꿔 말하면, **탄탄한 근육은 장기적으로 암과 싸우는 면역 기능을 유지하기 위해서 꼭 필요하다**는 뜻입니다.

항암제가 제대로 효과를 내기 위해서는 근육이 정말 중요합니다.

최근 '니볼루맙(상품명: 옵디보)'이나 '펨브롤리주맙(상품명: 키트루다)'과 같은 '면역관문억제제'라 불리는 최신 치료 약이 속속 개발되어 피부암(멜라노마), 폐암, 위암 등에 사용되고 있습니다.

이 약들은 환자가 원래 몸에 가지고 있는 '암에 대한 면역세포의 공격 능력'을 되살리는 획기적인 약입니다. 종래의 항암제와 달리 이 면역관문억제제는 한번 효과가 나타나면 장기간에 걸쳐 효과가 지속되는 경우가 많다고 합니다. 이러한 **새로운 약이 충분한 효과를 발휘하기 위해서라도 근력운동은 필수입니다.**

다음 장에서는 여러분들이 충분히 하실 수 있는 추천 근력운동에 대해 소개하겠습니다.

제 3 장

암에게 지지 않는 근력운동

근력운동의 기본 세트는 '딱3가지'!

'근력운동'이라는 것을 해보려고 해도, 막상 어떤 운동을 하면 좋은지 잘 모르는 사람도 있을 것입니다. 이 장에서는 암 환자에게 추천하는 근력운동을 소개하겠습니다.

근력운동에 익숙하지 않은 사람의 경우, 운동 기계나 도구를 사용하지 않고 집에서 하기 쉬운 '체중 부하 운동(자신의 체중을 이용한 운동법)'이 권장됩니다. 따라서, '체중 부하 운동'으로 상반신, 복근, 체간, 하반신 근육을 단련할 수 있는 가장 정통적인 3가지 근력운동을 추천합니다.

3가지 기본 근력운동
① 팔굽혀펴기 ▶ 상체 강화
② 플랭크 ▶ 복근 및 체간 강화
③ 스쿼트 ▶ 하체 강화

근력운동은 '저항운동'이라 불릴 만큼 저항, 즉 부하가 너무 적으면 효과가 없습니다. 그래서 조금 힘든 정도의 무게를 주는 것이 중요합니다. '편하게 할 수 있는' 정도로는 그다지 효과가 없습니다.

다음 페이지에 구체적인 방법을 소개하겠습니다. 동작마다 일반적인 기준이 되는 목표 횟수가 나와 있지만, 어디까지나 참고용입니다. **자신의 근육량(골격근량) 및 근력에 맞게 조금 힘든 정도의 횟수와 시간을 1세트로 설정하세요.**

그리고 처음에는 버거웠던 횟수와 시간이 조금 수월해진다면 다시 횟수와 시간을 조금 늘려서 부하를 높여주세요.

근력운동은 똑같은 부위를 매일 반복하지 않는 것이 효과적입니다. 조금 힘든 근력운동을 하면 근육이 손상됩니다. 그 후 최소 2일(48시간) 정도 휴식을 취하면 근육이 회복되는 과정에서 더 커지고 강해집니다.

근력운동뿐만 아니라 유산소운동을 하는 것도 중요합니다. 유산소 운동도 함께 하면 암 환자의 치료 효과가 더 높아진다는 사실이 많은 연구를 통해 밝혀졌습니다.

3가지 기본 근력운동과 유산소 운동의 표준

① 팔굽혀펴기 → 상체 강화

② 플랭크 → 복근 및 체간 강화

③ 스쿼트 → 하체강화

유산소운동
유산소운동(걷기, 자전거 타기 등)도 추가하면 치료 효과를 더욱 높이기 쉽다

표준 근력운동 → 주 2~3회   유산소운동 → 일주일 총 150분 이상

   유산소운동은 걷기나 달리기, 자전거 타기(실내 자전거) 등 중에서 무리하지 않고 계속할 수 있는 것을 선택하세요.

   참고로 걷기의 경우, 자신의 페이스로 걸어도 괜찮지만 가능하면 숨이 약간 차는 정도(운동하면서 말할 수 있는 정도)로 빨리 걷는 것을 목표로 합시다.

   미국 암 협회의 <암 생존자를 위한 영양과 운동 가이드라인(제4판)>에서는 '일주일에 총 150분 이상 운동하는 것'을 목표로 하는 것에 '주 2회 이상의 근력운동을 포함할 것'을 권장하고 있습니다(39페이지 참조).

이 가이드라인의 **제안대로 표준 유산소운동은 '일주일간 총 150분 이상', 근력운동은 '주2~3회'**로 설정하면 좋습니다. 유산소운동의 경우 하루 30분 정도의 운동을 주 5회 하는 식입니다.

가이드라인에서는 '65세 이상의 암 환자도 되도록 이와 마찬가지로 운동하는 것이 이상적이지만, 다른 만성 질환으로 인해 제한이 있는 경우 장시간의 운동은 피하는 것이 좋다'고 안내하고 있습니다. 따라서 해당하는 분은 여러 번에 나눠서 운동하거나 의사와 상담한 후에 운동하도록 합시다.

근력운동과 유산소운동을 어떻게 조합할 것인가는 여러분의 생활이나 일의 여건을 고려해서 무리하지 않는 범위 내에서 계획을 짜는 것이 좋습니다.

또, 위암, 대장암, 췌장암 등으로 **복부 수술(특히 개복 수술)을 받은 환자는 복부에 강한 압력이 가해지는 66페이지의 '플랭크'와 같은 운동은 피하는 것이 좋습니다.** 복부에 힘이 들어가면 반흔 탈장이라고 하는 복막(내장의 표면을 덮고 있는 막)을 꿰맨 부분이 헐거워지면서 풍선처럼 팽창하는 합병증이 일어날 수 있기 때문입니다.

암에게 지지 않는 기본 근력운동 ①

팔굽혀펴기(푸시업)

대표적인 체중 부하 운동 중 하나입니다. 팔 근육부터 가슴근육을 비롯해 상반신 전체를 단련할 수 있습니다

목표
1세트 10회
X
2~3세트

단련되는 주요근육: 상완이두근, 상완삼두근, 대흉근, 삼각근, 승모근 등

[하는 법]

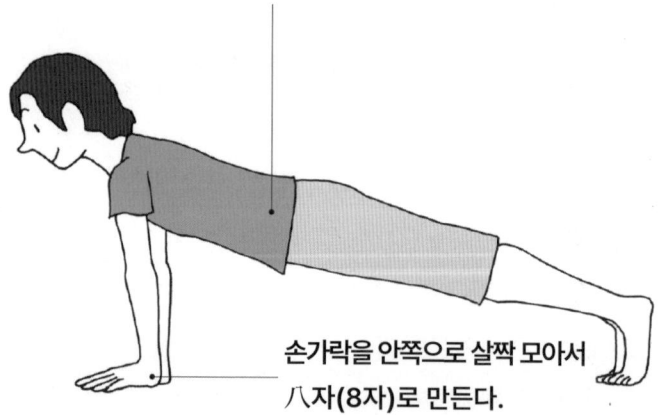

머리부터 발까지 일직선이 되도록 한다.

손가락을 안쪽으로 살짝 모아서 八자(8자)로 만든다.

① 양손을 어깨너비 정도로 벌려서 바닥에 둔다. 두 다리를 뒤로 쭉 뻗어 발가락 끝으로 바닥을 딛고 상체를 들어 올립니다.

전신을 계속 곧게 유지하며 운동한다.

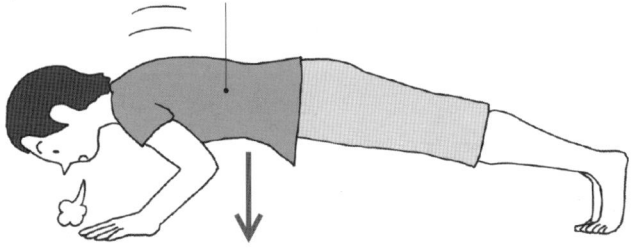

② 가능한 한 몸이 바닥과 가까워지도록 천천히 팔꿈치를 굽힌 다음, 1초 정지합니다.

※ 계속 호흡을 유지하여야 합니다. 절대로 숨을 참지 마세요.

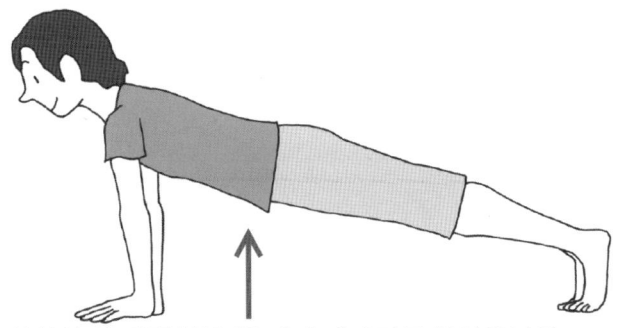

③ 천천히 양 팔꿈치를 쭉 펴서 제자리로 돌아옵니다.

②~③을 10번 반복합니다. 이것을 1세트로 하고, 2~3세트 실시하십시오.

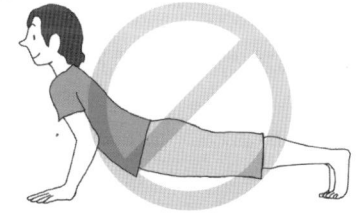

등허리가 휘도록 꺾거나 엉덩이를 내밀지 않도록 주의합니다.

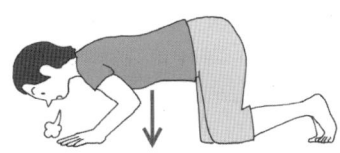

기본 팔굽혀 펴기가 너무 힘든 분은 무릎을 꿇은 상태에서 운동해도 좋습니다.

암에게 지지 않는 기본 근력운동 ②

플랭크

복근와 체간을 강화하는 운동입니다.
배 주변의 근육을 비롯하여 등 근육이나 엉덩이 근육도 단련할 수 있습니다

목표
1세트 1분
X
2~3세트

※ 어렵다면 1세트 30초

단련되는 주요근육: 복근(복횡근, 복직근, 복사근)
척추기립근, 대둔근 등

[하는 법]

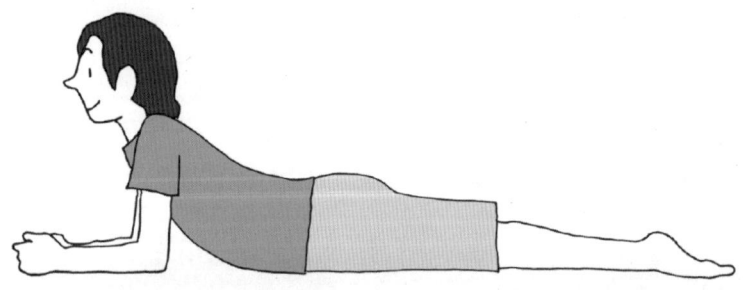

① 양손을 어깨너비로 벌리고 양 팔꿈치를 구부려 바닥에 두고 엎드리세요.

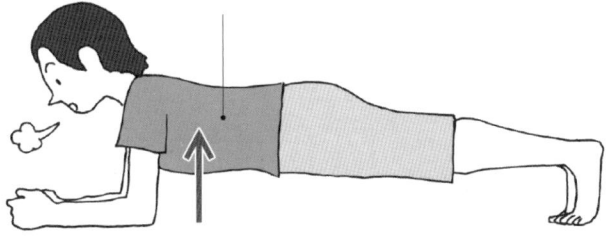

전신을 계속 곧게 유지하며 버틴다.

② 양 팔꿈치를 바닥에 붙인 상태에서 팔꿈치와 발끝으로 체중을 지탱하며 몸을 들어 올린다. 이 자세를 1분간(너무 힘들다면 30초간) 유지하세요.
※ 계속 호흡을 유지하여야 합니다. 절대로 숨을 참지 마세요.

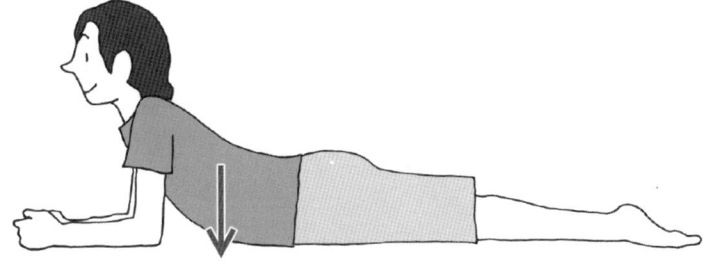

③ 천천히 ①의 자세로 돌아오세요.
②~③을 1세트로 하고, 2~3세트 실시합니다.

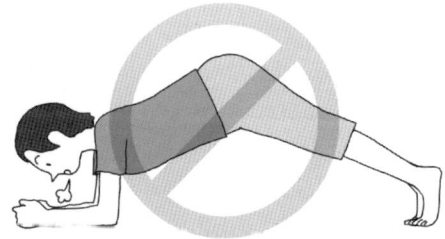

등허리를 꺾거나 엉덩이를 내민 상태에서 동작하지 않도록 주의하십시오.

암에게 지지 않는 기본 근력운동 ③

스쿼트

이 운동도 대표적인 체중 부하 운동 중 하나입니다. 하체를 비롯해 등 근육도 단련할 수 있습니다

목표
1세트 10회
X
2~3세트

단련되는 주요근육: 대둔근, 대퇴사두근, 햄스트링(허벅지 뒤쪽), 하퇴삼두근(비복근, 가자미근), 척추기립근 등

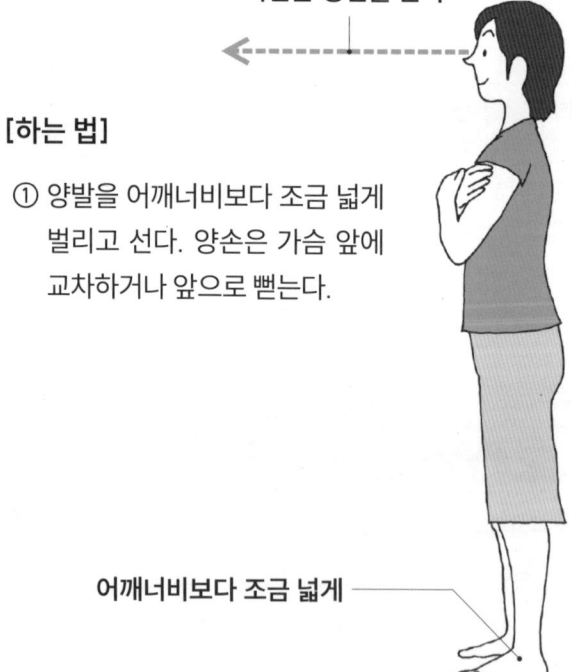

시선은 정면을 본다

[하는 법]

① 양발을 어깨너비보다 조금 넓게 벌리고 선다. 양손은 가슴 앞에 교차하거나 앞으로 뻗는다.

어깨너비보다 조금 넓게

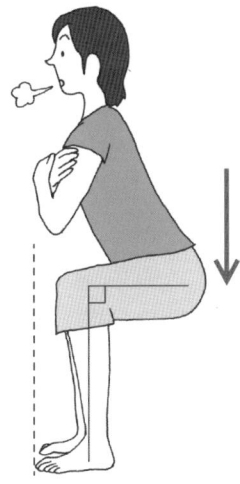
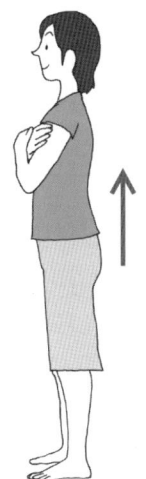

② 허리를 펴고 무릎을 구부려 허벅지가 바닥과 수평이 될 때까지 천천히 상체를 내린다.

※ ②가 힘들다면 등을 편 상태는 유지하되, 무릎을 절반 정도만 굽혀 상체를 내리십시오.

※ 계속 호흡을 유지하여야 합니다. 절대로 숨을 참지 마세요.

③ 천천히 ①의 자세로 돌아옵니다.

②~③을 10회 반복합니다. 이것을 1세트로 하여 2 ~ 3세트를 실시합니다.

※ 몸 균형을 잡기 힘든 분은 의자나 난간을 붙잡고해도 좋습니다.

무릎이 발가락보다 앞으로 나오면 무릎 관절에 부담을 주어 통증을 유발합니다.

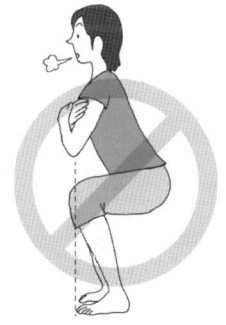

제3장 | 암에게 지지 않는 근력운동

암에게 지지 않는 기본 근력운동 ④

의자 스쿼트 (③의 초급 버전)

앞에서 설명한 일반 스쿼트가 어려운 사람은 의자에서 일어나는 동작을 이용해 스쿼트를 해도 좋습니다. 이 방법으로도 하체 근육에 충분히 부하를 줄 수 있을 뿐만 아니라 스쿼트 자세를 확인하는 데도 도움이 됩니다.

목표
1세트 10회
X
2~3세트

[하는 법]

① 어깨너비보다 약간 넓게 다리를 벌리고 의자에 살짝 걸쳐 앉습니다. 양손은 가슴 앞에 교차하거나 앞으로 뻗습니다.

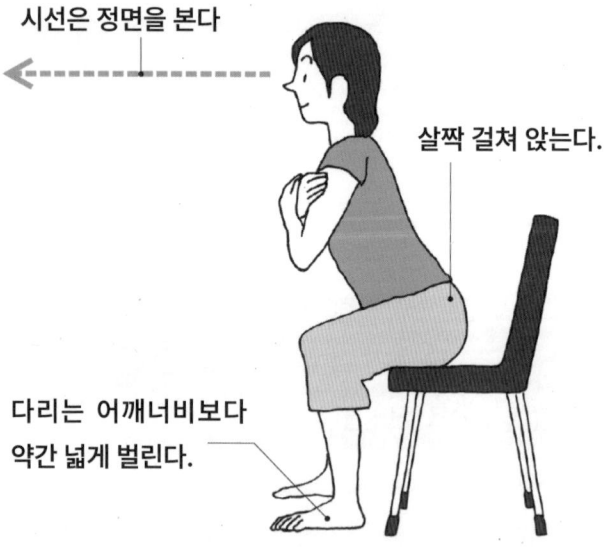

시선은 정면을 본다

살짝 걸쳐 앉는다.

다리는 어깨너비보다 약간 넓게 벌린다.

시선은 정면을 유지한다.

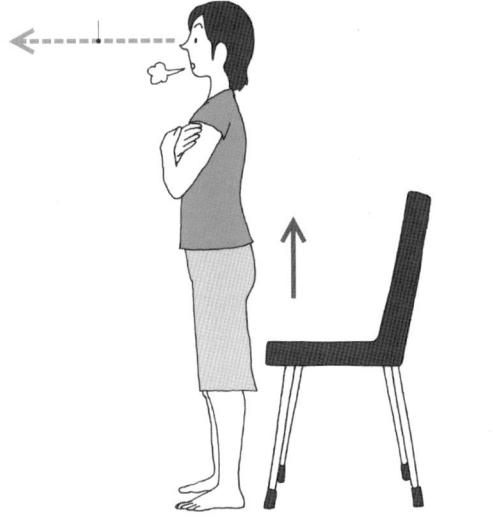

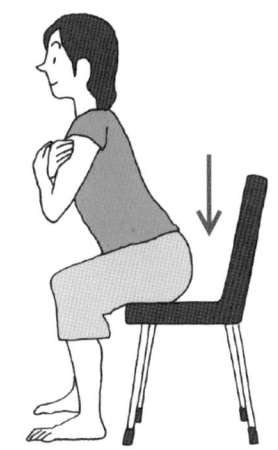

② 척추를 위로 늘리듯이 허리를 쭉 펴면서 천천히 일어섭니다.

※ 계속 호흡을 유지하여야 합니다. 절대로 숨을 참지 마세요.

③ 천천히 ①의 자세로 돌아갑니다. ②~③을 10회 반복하세요. 이것을 1세트로 하고, 2~3세트 실시합니다.

무릎이 발가락보다 앞에 나오지 않도록 주의한다.

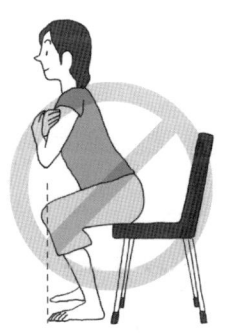

자투리 시간을 활용해서 할 수 있다! '틈틈이' 근력운동 추천

암에게 지지 않는 3가지 근력운동으로 '팔굽혀펴기', '플랭크', '스쿼트'를 소개했습니다. 하지만, 너무 바빠서 근력운동을 하기 위해 따로 시간을 낼 수 없는 분도 있을지 모릅니다.

그런 분들을 위해 자투리 시간을 활용해서 가볍게 할 수 있는 '틈틈이' 근력운동을 소개합니다.

'근력운동 = 힘들고 괴로운 운동'이라는 이미지가 있을지도 모르지만, 일상생활 속에는 '틈틈이' 근력운동을 할 수 있는 시간이 비교적 많이 있습니다.

여러분에게 추천하는 시간 활용 근력운동은 다음 네 가지입니다.

참고로, **표준 횟수를 적어 두었지만, 어디까지나 틈틈이 하는 것이기 때문에 표준 횟수를 반드시 채울 필요는 없습니다.** '꾸준히 근육을 쌓아 나간다'는 느낌으로 임하시면 됩니다.

자투리 시간을 활용한 '틈틈이' 근력운동 ①

앉아서 허벅지 들기

장요근(허리부터 골반, 고관절까지 잇는 근육)을 단련할 수 있습니다. 책상에서 업무를 보거나 TV를 보는 동안에도 할 수 있습니다.

목표
1세트 10회
X
2~3세트

[하는 법]
양다리를 어깨너비로 벌리고 척추를 펴면서 의자에 살짝 걸쳐 앉습니다.

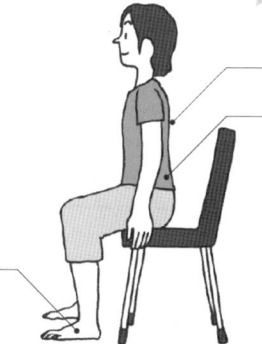

- 척추를 편다.
- 살짝 걸쳐 앉는다.
- 어깨너비 정도로 벌린다.

② 왼쪽 허벅지를 높이 들어서 5초 정지한 다음 천천히 내립니다. 오른쪽 허벅지도 동일하게 실시합니다.
②를 10회 반복하세요. 이를 1세트로 하여 2~3세트 실시합니다.

※ 계속 호흡을 유지하여야 합니다. 절대로 숨을 참지 마세요.
※ 양손은 의자를 잡고 실시해도 좋습니다.

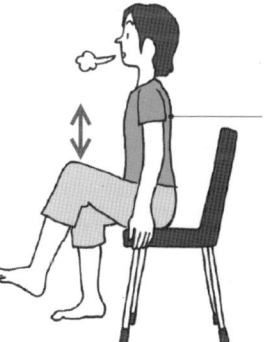

- 척추를 쭉 늘린 상태를 유지한다.

자투리 시간을 활용한 '틈틈이' 근력운동 ②

뒤꿈치 들고 내리기

종아리 근육(가자미근, 비복근 등)을 단련할 수 있습니다. 집안일을 할 때나 출퇴근길 등 서 있을 때 하도록 합시다. 의자에 앉은 상태에서도 가능합니다.

목표
1세트 10회
X
2~3세트

[서서 하는 법]
① 두 다리를 어깨너비로 벌리고 척추를 펴고 똑바로 섭니다.
② 천천히 뒤꿈치를 들고 5초간 유지한 다음, 천천히 내립니다. ②를 10회 반복하세요. 이것을 1세트로 하고 2~3세트 실시합니다.

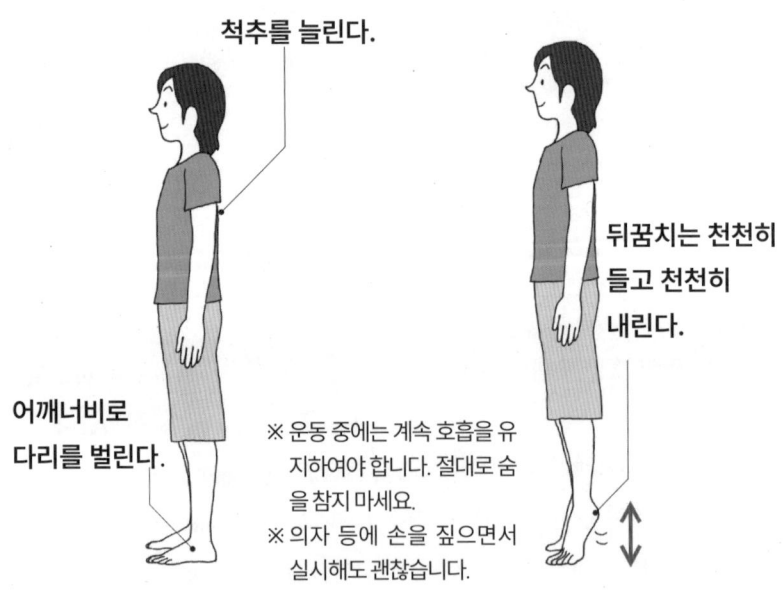

척추를 늘린다.

어깨너비로 다리를 벌린다.

뒤꿈치는 천천히 들고 천천히 내린다.

※ 운동 중에는 계속 호흡을 유지하여야 합니다. 절대로 숨을 참지 마세요.
※ 의자 등에 손을 짚으면서 실시해도 괜찮습니다.

[앉아서 하는 법]

① 두 다리를 어깨너비로 벌리고 척추를 펴면서 의자에 살짝 걸쳐 앉으세요.

척추를 펴고 앉는다.

살짝 걸쳐 앉는다.

어깨너비로 벌린다.

② 천천히 양쪽 뒤꿈치를 올리고 5초 정지한 다음, 천천히 내립니다.

②를 10회 반복하세요. 이것을 1세트로 하고 2~3세트 실시합니다.

※ 운동 중에는 계속 호흡을 유지하여야 합니다. 절대로 숨을 참지 마세요.
※ 양손으로 의자를 잡고 해도 좋습니다.

뒤꿈치를 천천히 올리고 천천히 내린다.

자투리 시간을 활용한 '틈틈이' 근력운동 ③

누워서 다리들기

내전근(허벅지 안쪽 근육)을 단련할 수 있습니다. 거실에서 휴식을 취할 때나, 아침에 일어나서 또는 밤에 잠들기 전에도 가능합니다.

목표
1세트 10회
X
2~3세트

[하는 법]

① 몸의 왼쪽을 바닥에 대고 양다리를 뻗고 누워서 왼손으로 머리를 받쳐줍니다.

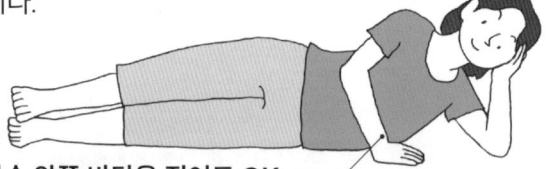

오른손은 가슴 앞쪽 바닥을 짚어도 OK

② 두 다리를 쭉 뻗은 상태에서 왼쪽 다리를 천천히 올리고 5초 유지한 다음, 천천히 제자리로 내려놓습니다. 자세를 바꾸어 오른쪽 다리도 동일한 방법으로 실시합니다.
②를 10회 반복하세요. 이것을 1세트로 하고 2~3세트 실시합니다.
※ 운동 중에는 계속 호흡을 유지하여야 합니다. 절대로 숨을 참지 마세요.

본인이 할 수 있는 만큼 들어올린다.

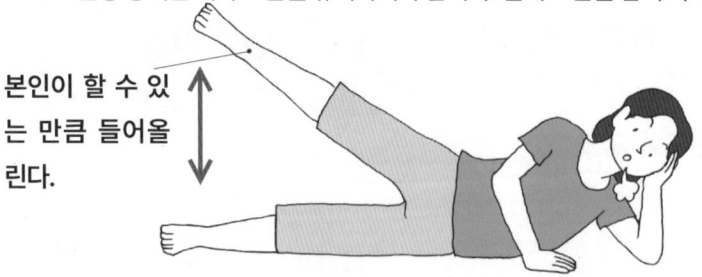

자투리 시간을 활용한 '틈틈이' 근력운동 ④

누워서 엉덩이들기

반듯이 누운 상태에서 엉덩이를 들어올리는 자기체중운동입니다. 대둔근(엉덩이근육)과 척추기립근(등근육)을 단련할 수 있습니다.

목표
1세트 10회
X
2~3세트

[하는 법]

① 발을 쭉 뻗고 천장을 바라보며 눕습니다.

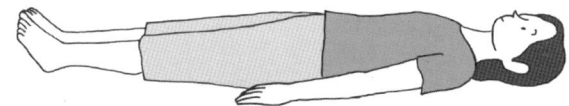

② 무릎에서 어깨가 일직선이 될 때까지 천천히 엉덩이를 들어 올려 5초간 유지한 다음, 천천히 엉덩이를 바닥으로 내립니다.

②을 10회 반복합니다. 이것을 1세트로 하고 2~3세트 실시하세요.

※ 운동 중에는 계속 호흡을 유지하여야 합니다. 절대로 숨을 참지 마세요.

무릎부터 어깨까지 일직선이 되도록 한다.

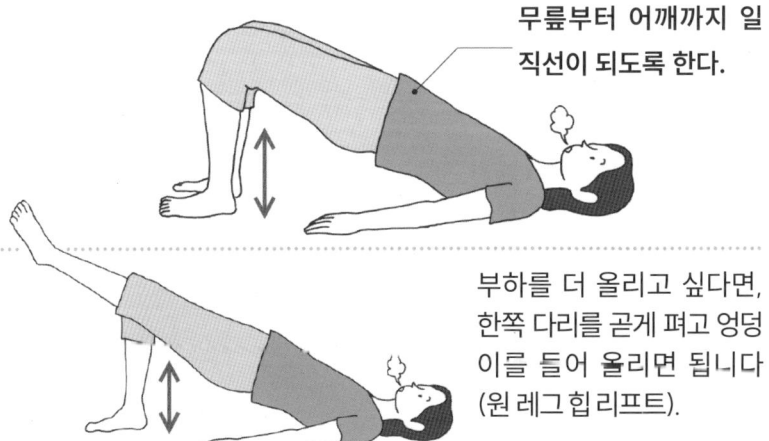

부하를 더 올리고 싶다면, 한쪽 다리를 곧게 펴고 엉덩이를 들어 올리면 됩니다 (원 레그 힙 리프트).

암 환자가 근력운동을 할 때 주의해야 할 점

근력운동이나 유산소 운동을 할 때, 몇 가지 주의할 점이 있습니다.

먼저, 몸을 움직이기 전과 후에 준비운동과 쿨다운 체조를 반드시해야 합니다. 갑자기 강도 높은 근력운동을 하면 다칠 가능성이 높습니다.

준비운동으로는 맨손체조나 스텝박스 오르내리기 운동 등을 추천합니다.

근력운동을 하는 경우, 그날 운동할 부위의 근육을 꼼꼼하게 스트레칭합시다. 쿨다운을 할 때도 동일하게 스트레칭을 해주세요.

저는 암 환자 중 근력운동이 맞지 않는 환자는 거의 없다고 생각합니다. 근력운동은 말기 암 환자를 제외한 모든 병기, 모든 암종의 환자에게 이롭습니다.

하지만, 다음과 같은 증상이 있는 경우에는 운동을 피해야 합니다.

- 극도의 빈혈(철결핍빈혈)이 있는 분
- 혈압이 극도로 낮거나 높은 분
- 심장이나 폐에 지병이 있고, 움직이면 금방 숨이 차는 분
- 흉수(가슴막 안에 고인 액체)나 복수(복강 안에 고인 액체)가 있는 분
- 골 연부 종양(뼈나 근육 등의 암)이나 뼈 전이(특히 척추 전이)가 발생한 분

이러한 케이스에 해당하는 분들은 주치의와 잘 상의해서 무리하지 않는 범위에서 운동하는 것이 좋습니다.

또한, 피곤하거나 근력운동 시작 초기에 힘들다고 느껴진다면 무리하지 말고 쉬었다가 다음날 다시 하세요.

기본적으로 항암제 치료 중이라도 근력운동(혹은 일반 운동)을 하는 것은 문제 되지 않습니다. 앞서 말씀드린 것처럼 항암제 치료 기간에 근력운동을 하면 부작용이 줄어드는 등의 장점이 있기 때문입니다.

단, **항암 주사를 맞는 기간이거나 항암 치료 직후에는 근력 운동을 삼가는 것이 좋습니다.** 우려가 되는 분은 주치의와 상의하는 것을 권장하지만, 일반적으로 투여가 끝난 다음날부터 근력운동을 시작해도 문제는 없습니다.

또한, **항암제의 부작용으로 인해 백혈구(호중구)가 감소된 상태에서는 스포츠센터 등의 공공시설을 이용하는 것은 피해야 합니다.** 감염증을 앓을 위험이 있습니다.

항암제 치료 등을 위해서 CV 포트(피하매몰 중심 정맥 포트)를 삽입한 분도 일반적인 운동은 가능합니다. 다만, 목이나 어깨를 크게 구부리는 근력운동은 피하는 것이 좋습니다. 이런 분들도 주치의에게 확인하시기 바랍니다.

스포츠센터에 다니면 더욱 효율적으로 강화할 수 있다

집에서 근력운동을 꾸준히 해왔지만, 운동이 조금 부족하다고 느낀 분은 스포츠센터에서 운동하는 것도 하나의 선택지가 될 수 있습니다.

스포츠센터에서는 더욱 본격적인 근력운동을 할 수 있습니다. 강도 높은 트레이닝이 가능하기 때문에 암 환자에게 중요한 근육도 더욱 효율적으로 강화할 수 있습니다.

예를 들어, '팔굽혀펴기'만으로는 부족한 분에게는 '체스트프레스'라는 머신을 추천합니다.

▎스포츠센터의 머신을 사용하면 더욱 효율적으로 근육을 키울 수 있다!

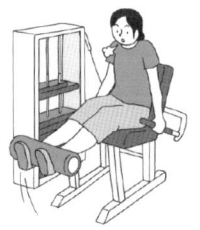

레그익스텐션
↓
스쿼트로 단련할 수 있는 하반신 근육을 강화할 수 있다.

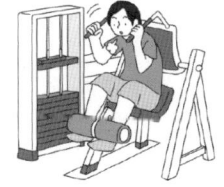

업도미널
↓
플랭크로 단련할 수 있는 복부와 체간의 근육을 강화할 수 있다.

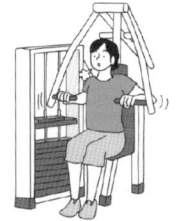

체스트프레스
↓
팔굽혀펴기로 단련할 수 있는 가슴과 팔 주변의 근육을 강화할 수 있다.

'플랭크'로 복근이나 체간을 단련해 온 분에게는 '업도미널'이라는 복부 전용 머신을 추천합니다. '스쿼트'로 다져진 하체는 '레그익스텐션' 등의 머신을 이용하면 더욱 강화할 수 있습니다.

물론 이것은 머신을 이용하는 한 가지 예시에 불과합니다. 스포츠센터를 이용하는 것은 이러한 것 외에도 여러 가지 장점이 있습니다.

- 근력운동과 유산소운동을 같은 시설에서 할 수 있다
- 계절이나 날씨와 상관없이 운동을 계속할 수 있다
- 전문 트레이너의 지도를 받을 수 있다
- 다른 사람과 접할 기회가 늘어난다
- 목표(삶의 보람)를 가질 수 있다

많은 스포츠센터에서는 근력운동 머신과 러닝 머신을 이용하여 근력운동과 유산소 운동을 할 수 있기 때문에 효율적인 운동이 가능합니다.

또, 스포츠센터에서는 계절이나 날씨에 구애받지 않고 운동을 이어 나갈 수 있는 장점이 있습니다.

실제로 집에서 운동하는 사람은 겨울에는 체중이나 혈당치가 증가하는 경향이 있는 반면, 스포츠센터에 부지런히 다니는 사람에게는 이와 같은 계절에 따른 차이가 보이지 않았다는 연구 결과가 있습니다.

게다가 많은 스포츠 센터에서는 전문 트레이너의 개별지도를 받을 수 있습니다. 이왕 스포츠센터에 다닌 김에 적극적으로 센터의 직원이나 트레이너와 상담하여 자신에게 맞는 근육 강화에 대한 조언을 구하는 것도 좋습니다.

코로나19의 영향으로 사람과 만날 기회가 줄어들고 있다고 생각합니다. 스포츠센터의 직원이나 트레이너, 또는 마음이 맞는 동료나 친구와 만나서 말을 주고받는 것은 외로움을 느끼기 쉬운 암 환자에게 있어 정신적으로도 플러스가 됩니다.

그리고 몸을 움직일 때 스트레스가 해소되는 것에 더해, 스포츠센터에 다니는 것이 습관화된다면 '매일(혹은 주에 여러 번) 다니기'라는 목표(삶의 보람)도 생길 수 있습니다.

암 환자나 암 생존자에게는 목표를 가지고 하루하루 살아가는 것이 매우 중요합니다.

때에 따라서는 수술이나 항암제 치료로 입원하는 것 때문에 스포츠센터에 나가지 못하는 일도 생길 것입니다. 그럼에도 '다시 센터에 다니고 싶다'는 생각이 있다면 '빨리 퇴원해서 센터에 가는 것'이 목표가 되어 의욕을 불어넣어 줄 수 있습니다.

암 환자의 근력 향상을 위한 추천 식사법

집이나 스포츠센터에서 하는 근육 운동 및 유산소 운동 등의 트레이닝과 함께 반드시 신경을 써서 함께 챙겨야 하는 일이 있습니다. 그것은 바로 식사입니다.

특히 운동을 통해 키운 근육을 유지하기 위해서는 **지속적인 단백질 섭취가 필수적입니다.** 일반적인 성인의 하루 평균 단백질 필요량(권장량)은 체중 1kg당 0.8~1g으로 알려져 있습니다.

예를 들어, 체중이 50kg인 사람이라면 40~50g이라는 계산이 나옵니다. 다만, 이 양은 근육을 유지하기 위한 하루 최소한의 단백질량입니다.

근육이 더 많이 필요한 암 환자는 **체중 1kg당 하루 1.2~1.5g의 단백질 섭취**하는 것을 목표 삼는 것이 좋습니다. 체중이 50kg인 분이라면 60 ~ 75g을 드셔야 합니다.

양질의 단백질을 함유한 식품으로 권장되는 것은 다음과 같은 식품입니다.

- 육류(소고기, 돼지고기, 닭고기 등)
- 어패류(고등어, 연어, 멸치, 새우, 오징어 등)
- 콩 가공 식품(두부, 낫토, 두유 등)
- 난류(달걀, 메추리알 등)
- 우유 및 유제품(우유, 치즈, 요구르트 등)

이런 식품들을 끼니마다 식단에 추가하도록 유의해야 합니다.

또한, 동물성 단백질에 편중해서 지방을 필요 이상으로 섭취하지 않도록 콩 가공식품 등의 식물성 단백질을 적절하게 섞어 식단을 구성하십시오.

대략 계산하면 고기 또는 생선을 200~300g(단백질 40~50g) 먹고, 계란(1개에 단백질은 약 6g 정도)이나 두부(반 모의 단백질은 약 10g 정도)를 추가하면 하루에 필요한 단백질을 채울 수 있습니다.

단백질이 풍부한 주요 식재료 일람표

식품명		단백질량 (100g당)
육류	소 목 등심	13.8g
	돼지고기	18.3g
	닭가슴살	19.5g
	닭다리살	17.3g
	베이컨	12.9g
	소세지	13.2g
어패류	고등어	26.2g
	연어	22.5g
	마른 멸치	23.1g
	대하	21.5g
	문어	16.4g
	구운 어묵	12.2g
콩가공	찌개용 두부	6.6g
	나마아게 두부	10.7g
	유부	18.2g
	낫토	16.5g
	두유	3.2g
난류	닭과 메추리 등의 알	12.3g
유제품	우유	3.3g
	요구르트	3.6g
	가공치즈	22.7g

출처: 일본 식품표준성분표 2015년판(7개정)

단, 암 증상이나 치료 부작용으로 인해 한 끼 식사량이 줄어든 환자는 식사나 간식의 횟수를 늘려 하루에 4~5번으로 나누어 단백질을 보충하면 좋습니다.

그런데 단백질만 의식한 나머지 비타민이나 미네랄 등이 부족해질 수도 있습니다. 특히 비타민은 근육 생성을 도와주는 중요한 역할을 담당합니다. 야채나 과일 등도 충분히 섭취하는 균형잡힌 식단을 추구하십시오.

암 생존자의 식습관에 대해 상세히 조사한 해외 보고서에 따르면, 식생활의 질이 높은 사람은 낮은 사람에 비해 암으로 인해 사망할 위험이 65% 낮은 것으로 나타났습니다.

양질의 건강한 식사로 권장되는 식품은 다음과 같습니다.

- 채소(특히 녹황색 채소)
- 과일(특히 껍질 째)
- 도정하지 않은 곡물(현미, 잡곡 등)
- 불포화 지방산(올리브 오일, 생선 기름 등)
- 견과류(아몬드, 호두, 땅콩 등)

위 내용을 참고해서 단백질 중심의 식단을 만들어보세요.

근육 유지를 위해 건강보조제나 프로틴(단백질 보충제)을 활용하자

사르코페니아가 의심되거나 근육량이 부족하다고 느끼는 환자는 영양보충제를 이용하는 것도 좋습니다.

근육의 분해를 막고, 합성을 촉진하기 위해서는 식사를 통해 단백질을 제대로 섭취한 후, 영양보충제로 부족한 부분을 보충할 것을 권장합니다.

다음과 같은 영양보충제를 추천합니다.

- 류신 (Leucine)
- HMB (Beta-hydroxy-beta-methylbutyrate)
- 비타민D
- 유청

위의 영양보충제를 계속 섭취하면 근육이 효율적으로 증가한다는 보고가 있습니다.

류신은 필수 아미노산(체내에서 합성되지 않아 식품을 통해 섭취해야 하는 아미노산)중 하나로 근육의 합성 촉진과 분해 억제의 효과를 기대할 수 있습니다.

HMB는 체내에서 류신으로부터 만들어지는 물질로 20g의 류신에서 1g의 HMB가 만들어집니다. 그렇기 때문에 HMB를 그대로 섭취하면 더욱 효율적으로 근육의 합성 촉진과 분해 억제를 유도할 수 있습니다.

비타민D는 암에 대한 면역 기능의 활성화를 기대할 수 있습니다.

유청은 우유에서 추출한 프로틴(단백질)입니다. 체내의 흡수가 빨라서 근력운동 직후에 유청 프로틴을 섭취하면 근육량의 유지와 증가, 근력 및 신체 기능의 향상에 효과가 있다는 임상 연구 결과도 있습니다. 그러므로, 근력운동을 마친 후에 유청 프로틴을 섭취하는 것 역시 추천합니다.

여러분 중에는 '프로틴 보충제는 맛이 없다'는 이미지를 가진 사람도 있겠지만, 최근에 나온 프로틴은 다양한 맛이 판매되고 있기 때문에 취향에 맞는 제품을 선택할 수 있습니다.

프로틴 보충제의 경우 한 번에 약 20~30g의 단백질을 섭취할 수 있습니다. 단백질의 부족한 분량을 채우기 위해 보충제를 효과적으로 활용하는 것도 좋은 방법입니다. 다만, 프로틴도 다른 식재료와 마찬가지로 1일 적정 섭취량을 초과하면 오히려 역효과가 나타날 수 있습니다. 단백질은 1g당 4kcal의 열량을 냅니다.

너무 많이 먹으면 아무래도 칼로리 과잉을 유발할 수 있으므로 주의하세요.

암에게 지지 않는 딱! 3가지 근력운동

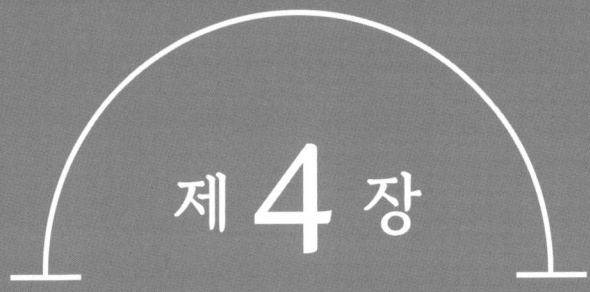

제 4 장

근력운동으로
죽음의 문턱에서
살아 돌아온 사람들

| 체험담 1 | 췌장암 2기 수술을 겪으면서 사르코페니아가 사라졌습니다! 항암제 치료의 부작용 없이 건강하게 생활하고 있습니다.

72세 남성, 타카기 요지로(가명)

2019년에 매년 받는 건강검진에서 암이 발견되었습니다. 저는 50대부터 당뇨병과 고혈압을 얻어 지금까지 20여 년간 앓고 있습니다. 혈당 수치가 약간 높은 것은 알고 있었지만, 그해 건강검진에서 헤모글로빈 A1c(지난 1~2개월간의 혈당 상태를 알 수 있는 지표. 기준치는 4.6~6.2%)가 8.0%까지 올랐다는 지적을 받았습니다. 그래서 가까운 종합병원에서 검사를 받았는데, 췌장암도 걸린 것을 알게 되었습니다.

과거 저희 모친께서도 췌장암을 진단받으셨으며, 그 후 몇 개월 뒤에 돌아가셨습니다. 그래서 췌장암에 대해 어느 정도 알고 있었지만, 설마 저도 췌장암에 걸릴 것으로 생각지도 못했습니다. 암 선고를 받은 이후에는 불안함에 밤잠을 이루지 못하였습니다.

그래도 다행히 암의 진행 정도는 2기이며, 절제가 가능한 상황이었습니다. 그래서 3주 후에 췌장암 수술을 받게 되었습니다. 수술 날까지 담당 의사인 사토 노리히로 선생님의 권유로 수술 전 근육 운동과 식단 관리 등을 포함한 사전 재활(51페이지 참조)를 받게 되었습니다.

저는 회사를 정년퇴직한 이후로는 집에서 있는 일이 많았습니다. 운동 습관도 없었습니다. 그래서인지, 최근 몇 년간 팔다리가 가늘어지는 것을 느꼈습니다. 한 발로 서서 양말을 신을 때, 균형을 잃고 넘어지는 경우가 자주 있을 정도였습니다. '손가락 고리 테스트'를 해봤더니 손가락 사이에 틈이 생겨 사르코페니아가 의심되었습니다. 이 때문에, 일주일에 이틀씩 스포츠센터에 다니면서 트레이너의 지도하에 실내 자전거(15분) 타기와 스쿼트를 중심으로 한 근력운동을 시작했습니다. 또, 센터 이외에도 매일 아침 20~30분간 빨리 걷기를 하는 습관도 들였습니다. 식사는 하루 약 90g의 단백질을 섭취하는 식단으로 바꿨고, 부족한 분량은 유청 프로틴으로 보충했습니다. 장내 환경 개선에 도움을 주는 건강기능식품도 챙겨 먹었습니다. 그리고, 오랫동안 피워 온 담배를 끊고, 호흡에 사용하는 근육을 강화하는 훈련도 계속 받았습니다.

저는 어머니의 일이 있었기 때문에 '췌장암이면 살 수 없을 것'이라는 생각에 사로잡혀 있었습니다.

그런 저에게 사토 선생님은 '수술이 잘 되면 췌장암이라도 낫는 사람은 낫습니다'라며 성공 사례를 설명해 주셨습니다. '암이니까 나는 끝났다'와 같이 생각하는 것이 가장 좋지 않다는 것과, 우울해지면 면역력도 떨어진다는 사실을 알게 되고 나서부터 정신적으로 안정을 찾기 위해 매일 아침 10분간 명상도 했습니다.

이렇게 할 수 있는 일을 매일 조금씩 해 왔더니, 일단 호흡이 편해졌습니다. 그리고 수술 직전에는 종아리 근육이 붙으면서 사르코페니아를 극복했습니다.

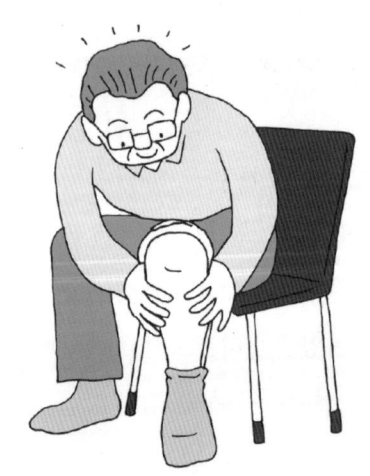

수술 전에 근육량을 늘렸다!

그 후 수술은 무사히 성공했고, 수술 다음 날에는 침대에 앉아서 신문을 읽을 수 있었으며, 수술 후 2일째에 무려 복도를 걸을 수 있을 정도였습니다.

오랜 흡연의 영향으로 폐의 기능이 저하되어, 폐렴

등의 합병증을 걱정하였습니다. 그런데 수술 전에 운동과 호흡 훈련을 한 덕분에 호흡기 관련 합병증은 전혀 나타나지 않았습니다.

이렇게 상처의 감염도 없이 수술 후 일주일 만에 실밥을 풀었고, 2주 후에는 퇴원했습니다. 수술 전부터 근력운동과 걷기 운동 등 여러 가지 준비에 공을 들인 결과, 수술을 무사히 견딜 수 있었고, 합병증 없이 조기 회복할 수 있었다고 생각합니다.

현재, 수술한 지 1년이 지났습니다. 수술 후 보조적으로 항암제 치료를 하고 있지만, 부작용 없이 건강하게 생활하고 있습니다. 우울감도 줄어들고 긍정적인 마인드를 유지하고 있습니다.

이 모든 것이 수술과 항암제 치료를 이겨낼 수 있도록 체력 강화와 생활 개선 방법을 추천해 주신 사토 선생님 덕분이라고 생각합니다. 감사합니다.

사토 선생님의 코멘트

　타카기 씨는 처음 외래에서 만났을 때, 종아리가 너무 가늘어서 사르코페니아가 의심되었습니다.

　저는 '이대로는 몸에 부담이 큰 췌장 수술을 무사히 견디기 어렵다'고 판단하였고, 수술 전까지 근력운동을 중심으로 한 식이 요법과 명상 등의 사전 재활 프로그램을 지도했습니다.

　타카기 씨는 그 프로그램을 성실히 수행했습니다. 처음에는 암 선고로 인해 충격을 받아 크게 낙담하였지만, 수술 직전 내원하셨을 때는 웃는 얼굴도 볼 수 있었고, 자신감을 조금씩 되찾은 듯했습니다.

　그 결과 수술은 무사히 성공했고, 합병증도 없이 조기에 회복하셨습니다. 그로부터 1년이 넘게 지났지만, 재발 없이 건강하게 생활하고 계십니다.

　물론 췌장암은 재발 및 전이가 잘 일어나기 때문에 당분간은 안심할 수 없지만, 수술 후에도 꾸준히 이어가고 있는 근력운동 등의 개선된 생활 습관이 암의 완치로 이어질 것이라 믿습니다.

체험담 2

대장암 3기라도 근력운동을 시작하면 수술 성공! 합병증 없이 6년이 지난 지금도 재발되지 않았습니다.

65세 여성 토미나가 후사에(가명)

저는 2010년경부터 고혈압을 진단받아 주치의로부터 항고혈압제를 처방받아 복용하고 있었습니다.

그 외엔 다른 건강 문제는 없었는데, 2014년경부터 변을 보면 피가 섞였습니다. 걱정이 되어, 병원에 가서 진찰받았습니다. 놀랍게도 S 상결장(대장의 주요 부위인 결장의 끝단 부분)에 암이 발견되었습니다. 진행도는 3A기 라고 했습니다. 암 진단을 받았을 때는 정말 충격이었습니다. 굉장히 침울했고, 외출도 못했으며, 밤에 잠들지 못할 정도였습니다.

그런데 다행인 것은 2주 후에 수술(결장 부분 절제)이 결정되었고 할 수 있는 일이 많아졌다는 점입니다. 담당 의사이신 사토 노리히로 선생님은 수술 전의 준비가 중요하다고 하시면서 사전 재활, 즉 근력운동 등의 운동과 식단 개선을 추천하셨습니다. 당시 저는 신장 153cm, 체중 65kg 으로 과체중이었습니다. 운동 습관이 전혀 없었기 때문에 팔과 다리, 특히 종아리가 너무 가늘어져 있는 상태였습니다. 사토 선생님은 확실히 사르코페니아가 의심되는 상태라고 하셨습니다. 사르코페니아인 경우에는 수술 합병증이나 예후(수술 경과)가 나빠진다고 했습니다. 그래서 저는 매일 저녁 식사 후에 숨이 찰 정도의 걷기를 30분씩 했습니다. 또, 근력운동은 주 3일(월/수/금), '스쿼트(68페이지 참조)'와 '뒤꿈치 들고 내리기(74페이지 참조)'를 하면서 하체를 단련하는 근력운동을 하였습니다.

식습관도 점검했습니다. 이때까지는 당질(백미, 빵, 면류)이 중심이었지만, 단백질을 보충하기 위해 고기와 생선 등을 중심으로 한 식사로 바꿨습니다. 그리고도 부족한 분량은 매일 운동 후에 유청 프로틴을 마시면서 보충했습니다. 또, 암을 선고받고서 우울증이 나타났기 때문에 정신건강의학과를 찾아가 상담을 받았습니다.

이런 저런 일로 바쁘게 지내는 사이에 정신 차려보니 수술 당일이 되었습니다.

그래도 준비한 보람이 있게 수술 직전이 되어도 마음은 꽤 차분할 수 있었습니다. 웃는 얼굴로 선생님과 간호사분들과 이야기할 수 있을 정도였습니다. 또, 근력운동과 단백질 중심 식사를 계속한 덕분에 제 자신도 "근육이 조금 붙었나?" 싶은 몸의 변화를 느꼈습니다. 수술은 무사히 성공했습니다.

 수술 후 경과도 매우 순조로웠고, 출혈이나 장폐색 등 걱정했던 합병증도 없었습니다. 수술 다음 날부터 침대에서 내려와 걸을 수 있었으며, 10일째 되는 날 조기 퇴원을 할 수 있었습니다.

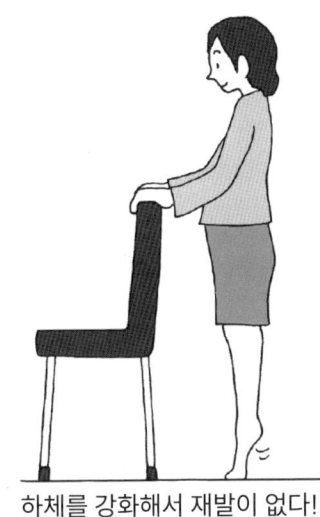

하체를 강화해서 재발이 없다!

 현재 대장암 수술을 받고 6년이 지났지만, 재발 없이 건강하게 지내고 있습니다. 물론 수술 전부터 시작한 근력운동과 걷기는 지금도 계속하고 있습니다. 암 선고를 받았을 때는 근육이 너무 없는 상태였기 때문에, 수술 전까지 아무것도 하지 않았다면 이렇게 순조롭게 이겨낼 수 없었을 것입니다. 2주라는 짧은 기간이라도 근력운동과 식사 개선 등의 준비를 할 수 있어서 진심으로 다행이라 생각했습니다. 암에 걸려도 할 수 있는 일을 계속하면 잘 극복할 수 있다고 알려주신 사토 선생님에게 감사의 마음을 전하고 싶습니다.

사토 선생님의 코멘트

토미나가 씨는 근처 병원에서 결장암을 진단받고, 저를 소개받아 오셨습니다. 결장암은 일본에서 증가하고 있으며, 토미나가 씨처럼 어느 정도 진행된 상태로 발견된 사례도 적지 않습니다.

암 선고를 받은 후, 토미나가 씨는 '죽음'에 대한 두려움으로, 밤에 잠을 들 수 없을 정도로 많이 걱정하셨습니다.

외과 외래 진료 시에는 수술과 수술 후 치료 등에 대해 재빨리 설명해야 하므로 암 선고를 받고 패닉이 된 환자는 그 자리에서 의사의 말을 좀처럼 이해하기 힘든 경우가 많습니다. 토미나가 씨도 처음에 만난 날에는 제 설명이 머리에 잘 들어가지 않았고, 치료에 관해 냉정하게 생각할 수 없는 상태였습니다.

그래서 일단 근력운동과 식단을 단백질 중심으로 바꾸기를 권했고, 일주일 후 다시 내원하기로 했습니다. 또, 정신건강의학과 상담을 통해 심리적으로 케어를 받는 데 노력하셨습니다. 그러자 수술 직전에는 암을 받아들이시고, 제대로 치료를 선택할 수 있을 정도로 회복하셨습니다. 덕분에 토미나가 씨는 수술에 대해 긍정적인 마음을 가지게 되었고, 무사히 견딜 수 있으셨습니다.

수술 후 6년여가 지난 지금도 토미나가 씨는 웃는 얼굴로 외래에 오십니다.

| 체험담 3 | 기관지암 4기였지만, 수술 후 경과는 양호했습니다. 방사선 치료 시 혈압과 혈중산소농도의 수치도 안정적이었습니다!

66세 남성 요시가 켄토 씨

암 선고를 받은 것은 2017년 8월, 그때가 62세였습니다.

몇 달 전부터 목 부위에 지속되는 불편함이 신경이 쓰여 병원을 방문했는데, 기관의 '선양낭포암'이라는 희귀암을 진단받았습니다. 4기였고, 종양의 크기는 10cm였으며, 목젖까지 넓게 퍼져 있었습니다. 그래서 '수술로 절제하는 것 이외에는 효과적인 치료 방법이 없다'고 들었습니다.

암을 완전히 제거하기 위해 기관이나 후두(성대), 갑상샘, 식도의 일부, 그리고 가슴 근육과 뼈까지 절제하는 수술이 검토되었습니다. 그 수술을 하지 않으면 5년 후 생존 가능성은 40% 미만이라는 진단을 받았습니다. 저는 계속 고민한 끝에 수술하기로 결심했습니다.

기관암과 싸우는 데 힘이 되어준 것은 저의 근육이었습니다.

저는 젊은 시절부터 보디빌딩에 눈을 떠 본 고장인 미국에서 훈련을 받으면서 보디빌딩 대회에서 '미스터 간사이'의 타이틀을 따는 등 왕성하게 활동해 왔습니다. 암 선고를 받았을 때는 현역에서는 은퇴하였지만, 근력운동은 계속하고 있었습니다.

9월로 잡힌 수술을 앞두고 있는 동안 주치의 선생님께서는 제가 지금까지 하던 대로 생활하면 된다고 하셨습니다. 그래서 수술 3일 전까지 운동의 강도와 횟수를 줄여 트레이닝을 계속했습니다. 수술 직전에도 병실에서 세상과 작별하는 마음으로 팔 굽혀 펴기를 50회 하고 수술실로 들어갔을 정도였어요(웃음).

그렇게 8시간이 넘는 대수술은 무사히 성공적으로 마쳤습니다. 기관과 후두는 절제하였지만, 다행히 식도는 그대로 보존되었습니다. 또한 영구 기관공(호흡을 위해 기관을 경부나 흉부의 피부에 봉합해서 만든 구멍)을 만들기 위해 대흉근과 뼈(쇄골, 늑골, 흉골)도 절제했습니다.

이런 장시간의 대수술은 수술 중 사망할 가능성도 있다고 합니다. 하지만 이러한 수술을 무사히 견딜 수 있었던 것은 지금까지 쌓아온 근육과 체력 덕분일 것입니다.

수술이 끝나고 10시간밖에 지나지 않아 바로 재활 치료에 들어갔습니다. 마취 때문에 아직 눈의 초점도 맞지 않은 상태였는데, 갑자기 "일어나서 지금부터 재활을 시작합니다."고 하면서 저를 ICU(집중치료실)로 데려갔습니다. 굉장히 당황스러웠습니다.

처음에는 움직이는 것이 겁이 났지만, 간호사의 도움을 받아 일어나보니 생각보다 훨씬 부드럽게 걸을 수 있었습니다. 아마 잘 단련된 몸통과 다리의 근육이 버텨줘서 그랬던 것 같습니다.

이후 걷는 거리를 점점 늘렸습니다. 병원 복도 걷기, 비상계단을 오르내리기, 실내 자전거 등의 유산소 운동하기 등등 할 수 있는 것들을 조금씩 늘려갔습니다. 수술 후 3개월이 지났을 때는 재활실의 한편에 있던 근력운동 머신을 재활 프로그램에 포함하였습니다.

반년에 걸친 입원 생활로 인해 수술 전 76kg이었던 체중은 64kg까지 줄었습니다(신장 173cm). 팔뚝 굵기도 수술 전에는 43cm이었지만, 38cm까지 줄었습니다. 이렇게 저는 그야말로 '근육을 깎는' 큰 수술을 이겨내고 무사히 퇴원할 수 있었습니다.

퇴원 후에도 근력운동을 열심히 하고 있습니다. 지금은 코로나로 인해 기관공이 감염될 위험이 높기 때문에 오로지 집에서만 운동하고 있습니다.

하체와 심폐기능을 강화하고 싶을 때는 힙힌지 스쿼트(팔을 앞뒤로 흔들면서 허리를 내리는 스쿼트)를 100회씩 1세트를 하고 있습니다. 지금은 허벅지 근육을 더 키우고 싶어서 불가리안 스플릿 스쿼트(한발을 앞에 두고 허리를 내리는 스쿼트)를 중심으로 하고 있습니다. 또, 발뒤꿈치를 들고 내리기도 (74페이지 참조) 좌우 100회 1세트씩 하고 있습니다.

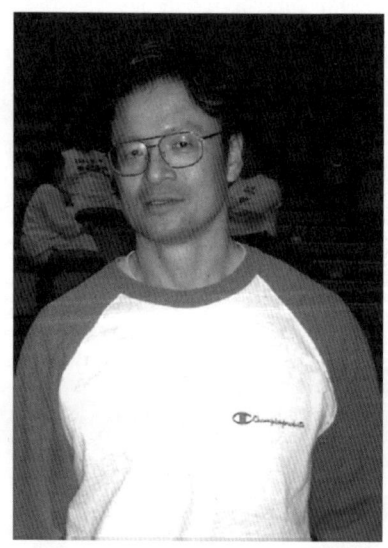

대수술 후에도 근력운동을 계속 하는 요시가 씨

수술 후에는 기관공으로 호흡해야 하므로 쉽게 숨이 찹니다. 그래서 호흡이 가라앉을 때까지 휴식을 오래 취합니다.

하체 근력운동의 빈도는 월, 수, 금 이렇게 격일로 진행하고 있으며, 일요일은 하지 않습니다. 마찬가지로 상체 근력운동은 부위별로 요일을 정해서 합니다. 시합을 위한 운동이 아니기 때문에 몸과 대화하면서 무리하지 않는 것이 핵심입니다.

수술 후 방사선 치료 시에도 혈압이나 혈중산소 등의 수치는 대략 안정되었습니다. 발열이 없었던 것도 체력에 여유가 있기 때문일 것입니다.

상체의 뼈를 절제했기 때문에 상반신은 피부와 근육으로 지지해야 합니다. 제가 받은 수술은 근육량이 적은 사람이었다면 몸이 틀어질 수도 있다고 합니다. 다행히 저는 일반인 이상으로 근육이 있었기 때문에 건강한 사람과 같은 자세를 유지하고 있습니다. 근력운동을 하면 모세혈관이 발달한다고 합니다.

몸의 구석구석까지 혈류를 잘 흐르게 하면 혈관도 조금씩 좋아질 것이라 기대하면서 근력운동을 계속하고 있습니다.
젊은 시절에는 '프로 보디빌더로서 멋있게 강해지고 싶다, 우승하고 싶다'는 일념으로 근력운동을 했지만, 지금 저에게 있어서 근력운동은 암으로부터 살아남을 수 있기 위한 최고의 파트너라고 할 수 있습니다. 사실 아직 전직 보디빌더로서 두꺼운 팔을 가지고 싶은 욕심은 있습니다(웃음).

사토 선생님의 코멘트

저는 요시가 씨의 저서 『암과의 목숨을 건 싸움에서 구해준 근력운동』(체육과 스포츠 출판사)라는 책을 우연히 읽으면서 요시가 씨를 알게 되었습니다. 암 환자에게 근력운동을 권장하고 있던 저는 이 책에 감명받아, 곧바로 요시가 씨에게 연락을 취했습니다.

요시가 씨는 그야말로 근력운동을 평생의 업으로 삼고 계신 분입니다. 젊은 시절부터 보디빌딩에 눈을 떠 미국에서 지도받은 후에 '미스터 간사이'의 타이틀을 달 정도의 일류 보디빌더로서 활약하셨습니다.

희귀암인 '선양낭포암'을 진단받았을 때도 요시가 씨는 근력운동을 계속했기 때문에 넘칠 정도의 '저장 근육'이 있었다고 할 수 있습니다. 이 저장 근육 덕분에 요시가 씨는 장시간의 대수술에서 살아 돌아올 수 있었고, 놀라운 속도로 회복하여 그 후의 치료도 잘 견딜 수 있었습니다.

요시가 씨는 암 환자에게 근력운동의 중요성을 실감시켜 주었고, 자신의 투병 생활을 블로그와 저서를 통해 진솔하게 알려주셨습니다. 요시가 씨가 살아가는 모습은 분명 많은 암 환자에게 용기를 북돋아 줄 것입니다.

앞으로도 암의 경과 관찰 기간은 계속되겠지만, 타고난 튼튼한 근력과 근육으로 암에 지지 않는 삶을 살아가실 것으로 생각합니다.

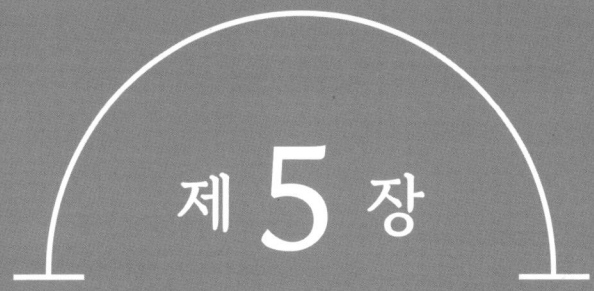

제 5 장

암과 근력운동, 생활 습관에 관한 Q&A

Q01 일본에서도 수술 전 운동을 적극적으로 도입하는 병원이 늘어나고 있나요?

A01 안타깝지만 아직 많지 않습니다. 수술 전부터 근력운동을 비롯한 운동과 식단을 지원하는 것을 '사전 재활'이라고 하는데, 이 프로그램을 도입한 병원은 현재 거의 없습니다.

수술 전이나 항암제 치료 중에 하는 근력운동의 중요성에 대해 이전에 비해 많이 알려져 있지만, 실제 '사전 재활 프로그램'을 기존의 진료 체제에 도입하는 것은 어려운 상황입니다.

이상적으로는, 주치의(외과의)나 간호사뿐만 아니라 마취과 전문의, 영양사, 정신건강의학과의 등 다양한 전문가가 하나의 팀을 이루어 환자를 케어해야 합니다. 그러나, 수술 전 근력운동을 하는 것이 좋다는 것을 알면서도 통상의 병원 의료체제에서는 사람을 배치하는 일은 매우 어렵습니다. 더군다나 COVID-19의 영향으로 인해 현재 인력이 매우 부족한 상황입니다.

그러므로, **다니고 있는 병원에 사전 재활 등의 프로그램이 없는 암 환자는 스스로 근력운동 등의 운동을 하고 식단에 신경 쓰는 것이 필요합니다.**

현실이 이와 같기 때문에 이 책을 참고하여 스스로 적극적으로 움직여야 합니다.

Q02 담당 의사가 운동요법을 잘 모르는 경우라면 어떻게 하면 될까요?

A02 근력운동을 찬성하지 않는 의사가 얼마나 있는지에 대해서는 드릴 말이 없습니다만, 근력운동의 중요성에 대해 잘 모르는 의사가 있는 것은 확실합니다. 혹은 운동이나 식사의 중요성에 대해 알고 있더라도 담당하는 의사가 너무 바빠서 그것을 환자에게 시간을 들여 조언하는 시간적 여유가 없는 경우도 상당히 많을 것입니다.

이 경우, 근력운동에 대해 의사가 먼저 이야기하는 일은 거의 없기 때문에 환자가 주치의에게 질문하는 수밖에 없습니다. 걱정스러운 분은 '수술 전에 몸을 움직이고 싶은데, 팔굽혀펴기나 스쿼트를 해도 될까요?' 등에 대해 겁내지 말고 주치의와 상담하세요. 다만, 문진 시 담당 의사의 특징을 체크하고, '이 의사는 아무래도 고리타분해서 환자의 이야기를 잘 들어주지 않을 것 같다'면, 무리하게 상담하지 않아도 괜찮습니다. 애초에 근력운동 등의 운동이나 식습관 관리는 스스로 하는 것이니까요. **자기의 몸은 자기가 지킨다는 의식을 가지는 것이 중요합니다.** 물론 그 경우, 증거(과학적 근거)에 따라 정보를 토대로 자신의 방법을 선택해야 합니다. 이 책이 도움이 된다면 좋겠습니다.

Q03 저는 뚱뚱한 편인 데다, 체중이 줄어들지 않았으니 근력 운동은 필요 없지 않나요?

A03 아닙니다. 과체중이라고 안심할 수는 없습니다.

몸집이 큰 만큼 근육도 제대로 붙어 있는 분이라면 문제가 없지만, 과체중도 근육이 부족하면 역시 사르코페니아(26페이지 참조)가 될 우려가 있습니다.

비만에 사르코페니아까지 추가된 상태를 '사르코페니아 비만'이라고 합니다. **사르코페니아 비만인 암 환자는 생존 기간이 짧아진다**는 보고가 있습니다.

호흡기 및 소화기암 환자 2,115명을 대상으로 한 대규모 조사에 따르면, BMI(체중<kg> ÷ 신장<m> × 신장<m>로 계산한 비만도를 나타내는 체질량지수. 기준치는 18.5 이상 25 미만)가 30 이상인 비만 환자 325명(15%) 중 사르코페니아가 나타나지 않은 환자의 평균 생존 기간은 21.6개월이었습니다. 반면, 사르코페니아를 진단받은 환자의 평균 생존기간은 11.3개월이었습니다. 사르코페니아 비만인 분은 생존 기간이 유의미하게(통계적으로 유의한 차이가 있는 경우) 짧았으며, 사망 위험도 4배 이상으로 높다는 결과가 나왔습니다. 살은 쪘지만, 근육이 없는 분은 **단백질 중심의 다이어트를 하면서 근력운동을 꾸준히 하여 근육을 제대로 키울 수 있도록 마음을 먹어야 합니다.**

Q04 수술 전부터 근력운동을 하는 것은 어떤 경우에 특별히 도움이 될까요?

A04 다음에 해당하는 분들에게 근력운동이 더욱더 필요합니다.

- 근육이 줄어서 팔다리가 점점 가늘어지고 있는 분 혹은 사르코페니아가 의심되는 분
- 활동성이 낮은(일상생활에 제약이 있는) 분
- 고령인 분(75세 이상)
- 당뇨병, 신장병 등의 생활습관병이나 천식, 만성폐쇄성폐질환(COPD) 등의 호흡기 질환으로 치료 중인 분
- 흡연하는 분, 또는 기침이나 가래가 많은 분
- 식욕이 없어서(혹은 식사를 제대로 하지 못해서) 체중이 줄어든 분
- 수술 전에 항암제 치료나 방사선 치료를 받고 있는 분

위의 항목 중에 하나라도 해당하는 분은 반드시 근력을 키울 수 있는 운동을 해야 합니다. 특히 사르코페니아가 의심되는 환자는 필수라고 생각하세요. 고령자는 **본인이 인지하지 못하더라도 나이가 들면서 사르코페니아가 될 가능성이 높기 때문에** 부디 적극적으로 하시기를 바랍니다. 또한 몸에 부담이 큰 수술을 받는 경우에는 가능한 한 충분하고 체계적인 사전 재활을 하는 것이 필요합니다. 수술 전에 자신이 받을 수술의 침습 정도(신체에 가해지는 부담 정도)를 주치의에게 확인합시다.

Q05 저는 암 선고를 받기 전부터 걷기 운동을 해오고 있었습니다만, 근력운동은 해본 적이 없습니다. 근력운동도 하는 것이 좋을까요?

A05 근력운동도 병행하는 것을 추천합니다.

암과 싸우기 위해서는 유산소운동만으로는 불충분하고 근력운동도 필요합니다. 이런 사실을 많은 데이터가 증명하고 있습니다.

예를 들어, 30세 이상의 남녀 80,306명을 대상으로 근력운동이 암 및 그 밖의 사인으로 인한 사망과 어떤 관련이 있는지 해석한 영국의 연구가 있습니다. 이 연구에 따르면 주 2회 이상 정기적으로 근력운동을 하는 사람은 암으로 인한 사망 위험이 31% 낮은(모든 사인으로 인한 사망 위험은 23%) 것으로 나타났습니다.

이 연구에서는 근력운동과 유산소운동의 효과도 비교했습니다. 근력운동만 한 그룹은 암으로 인한 사망 위험인 34% 낮지만, 유산소운동만 한 그룹은 암으로 인한 사망 위험의 저하는 보이지 않았습니다.

이 연구를 통해 **암으로 인한 사망 위험을 낮추기 위해서는 유산소운동만으로는 충분하지 않으며, 근력운동을 해야 한다**는 사실을 알 수 있습니다.

또, 미국인 남성 33,787명에 대해 추적 연구한 결과에서는 **근력운동이 방광암과 신장암의 발병 위험을 낮춘다고 보고하였습니다.** 이 두 암의 경우, 일주일 중 근력운동 시간이 1시간 늘어날 때마다 발병 위험이 약 20% 감소하였습니다. 그리고, 유산소운동만 한 그룹에 비해 유산소운동과 근력운동을 병행한 그룹은 더욱 강한 암 예방 효과를 보였습니다. 이처럼 많은 과학적 근거는 암을 예방하고 극복하기 위해서 근력운동과 유산소운동 모두 할 것을 권장합니다.

Q06 혈압이 높아서 혈압약을 먹고 있습니다.
근력운동을 해도 괜찮을까요?

A06 혈압약을 복용하여 혈압이 기준치 내로 내려갔다면 운동해도 문제가 없습니다. 분명 근력운동이나 유산소운동으로 인해 혈압이 상승할 수 있습니다. 하지만 그것은 어디까지나 일시적입니다.

적절한 운동 습관은 장기적으로는 혈압을 낮추는 효과도 있기 때문에 부디 운동하시기를 바랍니다. 그래도 걱정이 된다면 주치의와 상의하신 후 근력운동이나 유산소운동을 하세요.

Q07 수술 3일 전부터 근력운동을 해도 도움이 될까요?
만약 한다면 어떤 것이 좋을까요?

A07 3일 전이라도 좋습니다. 가능한 한 빨리 시작하세요.
　그동안 운동 습관이 없으신 분은 조금이라도 몸을 움직이는 것이 중요합니다. **운동을 시작하는데 늦은 것은 없습니다.** '근력운동을 시작해 볼까?'라는 생각이 들었을 때 시작하는 것이 가장 좋습니다.

　수술 3일 전이라도 추천할 수 있는 운동은 이 책에서 추천한 근력운동의 기본 세트인 '팔굽혀펴기', '프론트 브릿지(플랭크)', '스쿼트' 세 가지(60페이지 ~ 71페이지 참조)가 있습니다.

　운동 경험이 거의 없는 분은 갑자기 많은 부하를 주면 감당하기 어렵습니다. 그러므로 자신이 할 수 있는 범위에서 횟수나 세트 수를 조정하세요. 조금 힘들다고 느낄 정도의 횟수와 세트 수를 목표로 해도 충분합니다.

Q08 수술 후에는 언제부터 근력운동을 시작하면 좋을까요?

A08 수술 후에는 '조기이상(早期離床: 한시라도 빨리 병상에서 일어나기, 51페이지 참조)'이 기본 원칙입니다.

수술 후 마취가 충분히 풀리지 않은 때라도 움직일 수 있는 분은 움직이는 것이 좋습니다. 일단 침대에서 일어나는 것을 시작으로 침대에서 내려오는 것, 그리고 걷는 것을 첫 번째 목표로 해봅시다. <일어나기>, <서기>, <걷기>는 인간에게 있어서 가장 기본이 되는 동작입니다. 물론, 장시간의 수술 후에는 생각처럼 몸이 움직이지 않을 수도 있습니다. 튜브 등을 착용하고 있어서 걷기 힘든 경우도 있을 것입니다. 하지만 그래도 걸어보세요.

어쨌든 걸을 수만 있다면 병원 내를 걷는 연습을 계속하면서 걷는 거리를 조금씩 늘려갑시다. 재활 시설이 잘 갖추어져 있는 병원이라면 수술 후 재활도 시작합시다. 무리할 필요는 없지만 **근력운동을 되도록 빨리 시작하세요. 빨리 시작할수록 좋습니다.**

Q09 근력운동을 해서는 안 되는 암이 있나요?
또, 4기라면 운동을 자제하는 편이 나을까요?

A09 근력운동을 하면 안 된다는 암은 없습니다. **어떤 종류의 암이라도 근력운동을 하는 것이 좋다**는 것이 저의 기본 생각입니다. 암의 상태(전이 부위 등)나 수술 후 후유증에 따라서는 특정 동작에 제한이 생길 수 있습니다. 이런 경우에는 불가능한 근력운동이 있을 수 있겠지요. 하지만 Q6에서도 언급하였듯이, 그래도 움직일 수 있는 부위는 움직이는 것이 좋습니다. 그리고, 4기는 일반적으로 암이 멀리 떨어진 장기까지 전이된 상태를 말하지만 4기에서도 실제 암의 진행 정도에는 큰 차이가 있습니다.

어떤 장기의 한 부분에 작은 전이가 있는 상태도, 몸의 여기저기 열 군데 이상 전이가 있는 상태도 모두 마찬가지로 4기에 해당합니다. 4기라고 하는 것은 이처럼 하나로 묶어서 말할 수 없기 때문에, 4기라고 해서 운동을 피하는 것이 좋다고 할 수 없습니다. 어쨌든 **4기라도 몸을 움직일 수 있다면 가능한 한 근력운동 등을 하는 것이 좋습니다.**

4기라도 최근에는 더욱 효과적인 항암제가 도입되면서 전이된 암이 사라지거나 축소되는 증례가 나오고 있습니다. 또, 절제

불능 진단을 받고 항암제 치료를 선택한 경우라도 그 효과에 따라서는 절제를 할 수 있게 되는 경우도 있습니다.

그래서 '4기니까' '절제 불능이라서' 포기할 필요는 절대 없습니다. 절제가 불가능하다는 소견을 받은 분도 절제가 가능할 날을 목표로 근육량(골격근량)과 근력을 꾸준히 늘려 두는 것이 좋습니다.

Q10 코로나19로 인해 수술이 연기되었습니다. 수술을 더 기다려야 한다고 생각하니 불안감이 자꾸 커집니다. 어떻게 지내면 될까요?

A10 '수술에 대한 준비할 수 있는 시간이 조금 더 주어졌으니 나는 행운아야!'라고 생각해 보면 어떨까요?

이 책을 읽은 분이라면 할 수 있는 일이 분명히 있을 것입니다. **수술이 2주간 연기되었다면 그만큼 근력운동과 유산소운동을 충분히 할 수 있는 시간이 생긴 것입니다.** 단백질 위주의 식사도 그만큼 계속할 수 있습니다.

매일 운동과 식이 요법을 통해 근육을 강화하면 합병증이 생길 가능성이 작고, 수술의 예후(병의 경과)도 좋아집니다. 생존율 또한 높아집니다. 그러니까 '좋은 시간이 생겼다'고 생각하고, 근력운동을 꾸준히 해보세요.

> **Q11** 평소 생활 속에서 암을 예방하기 위해 주의할 점은 어떤 것이 있나요?

A11 암으로 인한 사망자 수는 점점 증가하고 있습니다.

일본 국립 암연구센터의 조사에 따르면 현재 연간 100만 명 이상이 암에 걸리는 것으로 보고되고 있으며, 2019년 암 발병 수는 약 101만 7,000건으로 예측됩니다.

앞으로 인구의 고령화와 함께 암에 걸린 사람과 암으로 사망하는 사람의 수는 더욱 증가될 것으로 예측되며, 2030년경이 되면 '암으로 죽어가는 사회'가 도래할 것이라고 합니다. 일본인의 2명 중 한 명이 암에 걸리고, 5명 중의 한 명이 암으로 사망하게 되는 시대라고 합니다. 지금까지 큰 병을 경험한 적이 없이 건강하다고 자신 있게 말하는 사람도 가까운 미래에 암에 걸리거나 암으로 죽을 위험을 가지고 있는 '암 예비군'인 셈이 됩니다.

암 예방을 위한 지침으로써 가장 신뢰할 수 있는 것이 국립 암연구센터의 '과학적 근거에 따른 <일본인을 위한 암 예방법>'입니다. 여기에서는 암의 유력한 원인으로써 여섯 가지의 요인을 꼽고 있습니다.

바로 '운동', '식사', '흡연', '음주', '비만', '감염'입니다.
각각의 포인트를 말해보겠습니다.
'운동'은 이 책 전체 내용이 답이 되기 때문에 생략하겠습니다. 그리고, '식사'는 질문이 많아 별도로 이해하기 쉽도록 다음 Q12를 통해 답하겠습니다.

흡연 ▶ 금연하기

담배는 폐암뿐만 아니라 식도암, 췌장암, 위암, 대장암, 방광암, 유방암 등 많은 암과 관련이 있습니다. 담배를 피우는 사람은 그렇지 않은 사람에 비해 암에 걸릴 확률이 1.5배 높다는 보고가 있기 때문에 금연이 확실한 암 예방법이 되는 사실에는 틀림이 없습니다.

현재 담배를 피우는 분은 즉시 금연하시고, 흡연하지 않는 분은 타인이 내뿜는 담배 연기를 가능한 피하며 생활합시다. 간접흡연은 폐암(특히 선암)이나 유방암의 위험을 높인다고 합니다.

그래도 담배를 좀처럼 끊기 어려운 사람은 금연 클리닉에 방문해서 금연보조제를 이용한 <금연 프로그램>에 참여하는 것도 한 가지 방법입니다.

음주 ▶ 절주하기

일본인 남성의 경우 다량의 음수가 암의 위험을 높인다고 합니다.

특히 식도암, 대장암과의 관련이 지적되고 있습니다. 술을 완전히 끊는 것이 어렵다면, 하루 주량을 약 20g 이하(순 에탄올의 양으로 환산)로 절제합시다.

　1일 음주량의 표준은 다음과 같습니다.
　술이 약한 사람이나 얼굴이 금방 빨개지는 사람은 발병 위험이 더욱 높다고 합니다. 무리하게 마시지 않는 것이 좋겠습니다.

1일 음주량 표준
※음주량 표준 = 1일당 순에탄올의 양으로 환산하면 20g 정도
· 사케: 1합(100ml)
· 맥주: 1병(500ml)
· 소주 등의 곡물 증류주: 1합의 2/3(120ml)
· 위스키 및 블렌디: 더블 1잔(60ml)
· 와인: 2잔(200ml)

비만 ▶ 적정 체중을 유지하기
　체중도 암의 위험과 관련이 있습니다.
　남녀 모두 저체중과 과체중 어느 쪽이라도 사망 위험이 높습니다만, 암일 경우 남성은 저체중과 과체중 두 경우 모두 사망 위험이 높으나, 여성은 과체중일 경우 사망 위험이 커집니다. 그래서 적정

한 체중을 유지하는 것이 중요합니다. 암을 예방하기 위해서는 남성은 BMI 값이 21~27, 여성은 21~25의 범위가 되도록 체중을 관리할 것을 권장합니다.

감염 ▶ 감염 예방

일본인이 암에 걸리는 가장 큰 원인은 '감염'으로, 여성은 1위, 남성은 2위를 차지합니다. 간염 바이러스(HBV, HCV), 헬리코박터 파일로리, 인체유두종바이러스(HPV) 등이 암 발생에 관여합니다.

가까운 보건소나 의료기관에서 이러한 바이러스에 감염되지 않았는지 검사를 받고, 감염되었다면 전문의와 상담합시다.

Q12 암을 예방하려면 어떤 식습관을 가져야 할까요?

A12 식생활에서 꼭 신경을 써야 하는 부분은 다음과 같습니다.

① 소금 섭취 줄이기

남성은 염분 섭취량이 많으면 위암 위험이 커집니다. 소금을 적게 먹으면 위암뿐만 아니라 고혈압 예방도 되며, 순환기 질환의 위험을 낮추는 데도 도움이 됩니다.

일본 후생노동성은 1일 염분 섭취량을 남성은 8.0g, 여성은 7.0g 미만으로 권장하고 있습니다.

② 채소와 과일을 적극적으로 섭취하기

채소와 과일의 섭취량이 적다면 암 발병 위험이 증가합니다. 채소와 과일의 섭취는 암뿐만 아니라 뇌졸중이나 심근경색의 예방에도 도움이 되기 때문에 부족하지 않도록 합시다.

일본 후생노동성이 책정한 <건강일본21>에서는 채소를 하루 350g 섭취할 것을 목표로 하고 있습니다. 과일까지 포함하여 정리하면, 작은 접시로 채소5접시, 과일은 1접시분을 합친 약 400g 정도가 일일 표준 섭취량이 됩니다.

③ 뜨겁게 먹지 않기

뜨거운 음료나 음식을 그대로 삼키면 식도암의 위험이 큽니다. 이는 열이 식도의 점막을 손상하기 때문이라고 합니다. 뜨거운 것은 조금 식혀서 먹도록 합시다.

Q13 근력운동은 암 이외의 질병을 예방하고 치료 효과를 높이거나, 평소 건강을 유지하는 데도 도움이 되나요?

A13 물론입니다. 근력운동은 암 이외에도 건강을 유지하는데 큰 도움이 됩니다.

기대할 수 있는 효능에 대해 말씀드리겠습니다.

- 심장병, 고혈압이나 당뇨병 등의 생활습관병을 막는다
- 사르코페니아, 노쇠(나이가 늘면서 운동기능이나 인지기능이 저하된 허약한 상태)를 막는다
- 골다공증(뼈의 밀도가 낮아지는 병)의 예방
- 안티에이징 효과(건강수명의 연장 효과)

65세 이상의 고령자를 대상으로 근력운동과 사망률의 관계를 15년간 추적한 미국의 연구가 있습니다.

이 연구에 따르면 주 2회 이상 근력운동을 한 사람은 그보다 적게 하거나 하지 않는 사람보다 사망 위험이 36% 낮았습니다. 또, 11건의 연구에 참여한 37만 명 이상을 추적 조사하여 그 데이터를 종합적으로 해석하더라도 마찬가지로 근력운동이 생존율에 기여하는 이점에는 변함이 없었습니다.

암과 관련된 부분 외에도 일반적으로 근력운동을 하는 사람은 모든 사망 원인에 의한 사망 위험이 약 20% 낮았으며, 근력운동과 유산소운동을 함께 하는 사람은 무려 40%나 감소하는 것으로 나타났습니다.

코로나로 인해 많은 분의 운동 부족이 우려되는 지금이야말로, 근력운동을 생활 습관에 꼭 포함하시길 바랍니다.

끝내며

　내과를 거쳐 외과의사인 저를 찾아오시는 분들은 대부분 어둡고 비장한 얼굴을 하고 계십니다. 많은 분에게 있어 암 선고는 충격적인 일입니다.

　대부분의 사람은 암 진단을 받으면 우울해하면서, '언제 죽는 건가?', '얼마나 아플까?', '어떤 식으로 아플까?' 등의 비관적인 생각에 빠집니다. 이미 암이라는 사실이 확정되면 앞으로 이어질 수술이나 항암제 치료, 방사선 치료 등 생사와 관련된 힘든 치료와 마주해야 합니다. 여러분이 심각한 얼굴이 되는 것도 어쩌면 당연한 일입니다. 속상한 마음을 충분히 공감합니다.

　하지만, 그렇다고 해서,
'암이니까 나는 이제 틀렸어'
'이제 나는 죽은 거나 다름없어'
'어차피 안 될걸'

　이와 같은 근거 없는 생각에 빠져 단정 지어서는 안 됩니다.
　그렇게 마음이 위축되고 기력이 떨어지면 체력이나 면역력도 저하되는데, 이런 현상들은 생존율을 떨어뜨리는 방향으로 환자를 몰아냅니다. 여러분이 비장한 기분이 드는 이유는 '암=죽음'이라는 이미지가 여전히 많은 분에게 굳어져 있기 때문이겠지요.

사실, 암=죽음이 아닙니다.
암은 극복할 수 있는 병이라는 말은 최신 증거(과학적 근거)에 기반한 의학계 견해입니다.

일본 국립 암연구센터가 2021년 4월에 발표한 조사에 따르면, 일본에서 암 전체의 10년 생존율(치료 개시부터 10년 후에 생존한 사람의 비율)은 59.4%이며, 1990년 후반부터 조사를 시작한 이후 계속 **상승하고 있습니다.**

암에 걸리면 많은 분이 그 현실을 받아들일 수 없어서 '왜 나한테 이런 일이', '좀 더 빨리 검사했더라면' 등의 절망이나 후회의 감정에 휩싸여 소극적인 생각만 하게 됩니다. 하지만 그런 생각은 아무리 많이 해도 암을 치료하는 데 전혀 도움이 되지 않습니다. 오히려, **'암에 걸렸다'는 현실을 받아들이고 무엇이든 긍정적으로 생각하는 것이 중요합니다.** 암 생존자분들은 암을 계기로 삶의 방식이나 사고방식을 바꾸신 경우가 정말 많습니다.

'암에 걸린 후 죽음에 대해 현실적으로 생각하고 나니 살아있는 즐거움이 느껴졌다.'

'암으로 인해 깨닫게 된 모든 일을 멋지게 여기며 매일 열심히 살아가게 되었다.'

그렇게 쉽게 마음이 바뀌지는 않을 수도 있습니다. 하지만 자신이 할 수 있는 범위에서 긍정적으로 세상을 바라볼 수 있도록 노력해야 합니다. 그리고 희망을 품는 것도 중요합니다.

'암이 완치되고 나면 ○○을 하고 싶다.'

○○에 들어가는 말은 무엇이든 상관없습니다. '여행하고 싶다.' '맛있는 것을 먹고 싶다.' '일을 다시 하고 싶다.' '다시 사랑을 하고 싶다.' 등 여러 가지 상상을 해보세요. 이렇게 미래에 희망이 있다는 것이 여러분의 삶을 지지해 줄 것입니다. 그 소망을 실현하기 위해 지금 할 수 있는 것을 해봅시다. 식습관 개선이나 금연, 절주 등과 함께 '지금부터 할 수 있는 일' 중 빼놓을 수 없는 것이 이 책에서 소개한 근력운동입니다.

근력운동은 확실히 암 환자의 생존율을 높입니다. 이 책에는 그 증거가 많이 있습니다.

근육은 조금씩 늘어갑니다. 하지만 마음을 담은 그 한번 한번의 동작이 쌓이면 **암을 물리치는 최고의 힘이 됩니다.** 근력운동은 여러분에게 내일을 위한 희망을 가져다 줄 것입니다.

근육은 배신하지 않습니다. 암에 대한 두려움을 떨쳐버리기 위해서도 부디 근육 운동을 이어가 주세요.

이 책이 암 환자와 그 가족분들에게 도움이 된다면 굉장히 기쁠 것 같습니다.

2021년 5월
저자 올림

참고 문헌

- 『ガンとわかったら読む本』（佐藤典宏,2018年,マキノ出版）
- 『がん手術を成功にみちびくプレハビリテーション』（佐藤典宏,2020年,大月書店）
- Rier HN, Jager A, Sleijfer S, Maier AB, Levin MD. The Prevalence and Prognostic Value of Low Muscle Mass in Cancer Patients: A Review of the Literature. Oncologist 2016,21:1396-1409.
- Reisinger KW, Bosmans JW, Uittenbogaart M, Alsoumali A, Poeze M, Sosef MN, et al. Loss of Skeletal Muscle Mass During Neoadjuvant Chemoradiotherapy Predicts Postoperative Mortality in Esophageal Cancer Surgery. Ann Surg Oncol 2015,22:4445-4452.
- Yamaoka Y, Fujitani K, Tsujinaka T, Yamamoto K, Hirao M, Sekimoto M. Skeletal muscle loss after total gastrectomy, exacerbated by adjuvant chemotherapy. Gastric Cancer 2015,18:382- 389.
- 谷本 芳美, 渡辺 美鈴, 河野 令, 広田 千賀, 高崎 恭輔, 河野 公一. 日本人筋肉量の加齢による特徴. 日本老年医学会雑誌 2010,47:52-57.
- Blauwhoff-Buskermolen S, Versteeg KS, de van der Schueren MA, den Braver NR, Berkhof J, Langius JA, et al. Loss of Muscle Mass During Chemotherapy Is Predictive for Poor Survival of Patients With Metastatic Colorectal Cancer. J Clin Oncol 2016,34:1339-1344.
- Morley JE. Sarcopenia: diagnosis and treatment. J Nutr Hoalth Aging 2008,12:452-456.

- Fukuda Y, Yamamoto K, Hirao M, Nishikawa K, Nagatsuma Y, Nakayama T, et al. Sarcopenia is associated with severe postoperative complications in elderly gastric cancer patients undergoing gastrectomy. Gastric Cancer 2016,19:986-993.
- Rier HN, Jager A, Sleijfer S, Maier AB, Levin MD. The Prevalence and Prognostic Value of Low Muscle Mass in Cancer Patients: A Review of the Literature. Oncologist 2016,21 : 1396-1409.
- Sakamoto T, Yagyu T, Uchinaka E, Miyatani K, Hanaki T, Kihara K, et al. Sarcopenia as a prognostic factor in patients with recurrent pancreatic cancer: a retrospective study. World J Surg Oncol 2020,18:221.
- Reisinger KW, van Vugt JL, Tegels JJ, Snijders C, Hulsewe KW, Hoofwijk AG, et al. Functional compromise reflected by sarcopenia, frailty, and nutritional depletion predicts adverse postoperative outcome after colorectal cancer surgery. Ann Surg 2015,261 : 345-352.
- Prado CM, Baracos VE, McCargar LJ, Reiman T, Mourtzakis M, Tonkin K, et al. Sarcopenia as a determinant of chemotherapy toxicity and time to tumor progression in metastatic breast cancer patients receiving capecitabine treatment. Clin Cancer Res 2009,15:2920-2926.
- Yamaoka Y, Fujitani K, Tsujinaka T, Yamamoto K, Hirao M, Sekimoto M. Skeletal muscle loss after total gastrectomy, exacerbated by adjuvant chemotherapy. Gastric Cancer 2015,18:382- 389.
- Chen LK, Woo J, Assantachai P, Auyeung TW, Chou MY, Iijima K, et al. Asian Working Group for Sarcopenia: 2019 Consensus Update on

- Sarcopenia Diagnosis and Treatment. J Am Med Dir Assoc 2020.
- Rock CL, Doyle C, Demark-Wahnefried W, Meyerhardt J, Courneya KS, Schwartz AL, et al. Nutrition and physical activity guidelines for cancer survivors. CA Cancer J Clin 2012,62:243-274.
- Meyerhardt JA, Giovannucci EL, Holmes MD, Chan AT, Chan JA, Colditz GA, et al. Physical activity and survival after colorectal cancer diagnosis. J Clin Oncol 2006,24:3527-3534.
- Moore SC, Lee IM, Weiderpass E, Campbell PT, Sampson JN, Kitahara CM, et al. Association of Leisure-Time Physical Activity With Risk of 26 Types of Cancer in 1.44 Million Adults. JAMA Intern Med 2016,176:816-825.
- Mazzilli KM, Matthews CE, Salerno EA, Moore SC. Weight Training and Risk of 10 Common Types of Cancer. Med Sci Sports Exerc 2019,51: 1845-1851.
- Donadon M, Hudspeth K, Cimino M, Di Tommaso L, Preti M, Tentorio P, et al. Increased Infiltration of Natural Killer and T Cells in Colorectal Liver Metastases Improves Patient Overall Survival. J Gastrointest Surg 2017,21: 1226-1236.
- 第56回日本糖尿病学会年次学術集会レポート (2019年)
- Peng F, Hu D, Lin X, Chen G, Liang B, Zhang H, et al. Preoperative metabolic syndrome and prognosis after radical resection for colorectal cancer: The Fujian prospective investigation of cancer (FIESTA) study. Int J Cancer 2016,139:2705-2713.

- Maalouf GE, El Khoury D. Exercise-Induced Irisin, the Fat Browning Myokine, as a Potential Anticancer Agent. J Obes 2019,2019:6561726.
- Associations of recreational physical activity and leisure time spent sitting with colorectal cancer survival. J Clin Oncol. 2013 Mar 1; 31(7):876-85. doi: 10.1200/JCO.2012.45.9735. Epub 2013 Jan 22.
- Moran J, Guinan E, McCormick P, Larkin J, Mockler D, Hussey J, et al. The ability of prehabilitation to influence postoperative outcome after intra-abdominal operation: A systematic review and meta-analysis. Surgery 2016,160: 1189-1201.
- van Waart H, Stuiver MM, van Harten WH, Geleijn E, Kieffer JM, Buffart LM, et al. Effect of Low- Intensity Physical Activity and Moderate-to High-Intensity Physical Exercise During Adjuvant Chemotherapy on Physical Fitness, Fatigue, and Chemotherapy Completion Rates: Results of the PACES Randomized Clinical Trial. J Clin Oncol 2015,33:1918-1927.
- Rock CL, Doyle C, Demark-Wahnefried W, Meyerhardt J, Courneya KS, Schwartz AL, et al. Nutrition and physical activity guidelines for cancer survivors. CA Cancer J Clin 2012,62:243- 274.
- Honda H, Igaki M, Komatsu M, Tanaka SI. Effect of maintaining supervised gym- and home based exercises on the seasonal variations of metabolic outcomes in overweight and obese Japanese adults. BMJ Open Sport Exerc Med 2020,6: e000866.
- ★未来を生きる為に★ BIGTOEの「筋トレが救った癌との命がけの戦い」

(http://new-bigtoe.blog.jp/)

- Prado CM, Lieffers JR, McCargar LJ, Reiman T, Sawyer MB, Martin L, et al. Prevalence and clinical implications of sarcopenic obesity in patients with solid tumours of the respiratory and gastrointestinal tracts: a population-based study. Lancet Oncol 2008,9:629-635.
- Stamatakis E, Lee IM, Bennie J, Freeston J, Hamer M, O'Donovan G, et al. Does Strength- Promoting Exercise Confer Unique Health Benefits? A Pooled Analysis of Data on 11 Population Cohorts With All-Cause, Cancer, and Cardiovascular Mortality Endpoints. Am J Epidemiol 2018,187:1102-1112.
- Rezende LFM, Lee DH, Keum N, Wu K, Eluf-Neto J, Tabung FK, et al. Resistance training and total and site-specific cancer risk: a prospective cohort study of 33,787 US men. Br J Cancer 2020,123:666-672.
- 国立がん研究センターがん情報サービス「科学的根拠に基づいた『日本人のためのがん予防法』」 (https:// ganjoho.jp/public/pre_scr/cause_prevention/evidence_based.html)
- Kraschnewski JL, Sciamanna CN, Poger JM, Rovniak LS, Lehman EB, Cooper AB, et al. Is strength training associated with mortality benefits? A 15year cohort study of US older adults. Prev Med 2016,87:121-127.
- Saeidifard F, Medina-Inojosa JR, West CP, Olson TP, Somers VK, Bonikowske AR, et al. The association of resistance training with mortality: A systematic review and meta-analysis. Eur J Prev Cardiol 2019,26=1647-1665.

**암에게 지지 않는
딱! 3가지 근력운동**

1판 1쇄 인쇄 2024년 8월 28일
1판 1쇄 발행 2024년 9월 9일

지은이   사토 노리히로
옮긴이   이상옥·김성수
발행자   이상옥
발행사   406출판소

출판등록   2022년 5월 23일 제2024-000014호
주소   (47289)부산광역시 부산진구 서면로 38, 5층.
전화   070-8058-8418
팩스   0504-079-5461
이메일   406books@naver.com
인쇄 및 제본 도서출판 세리윤

ISBN 979-11-987790-1-4 (03510)

이 책의 무단 게재, 복제, 방송, 데이터 통신을 금지합니다.
정가는 뒷표지에 있습니다.